中医临床针灸 校注集成

杏林采撷

池敬安中医针灸诊所负责人、医师，福州敬安意针研究所所长，体能医学及其意针疗法创立人。

池敬安 著

U0304657

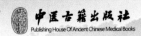

中医古籍出版社
Publishing House Of Ancient Chinese Medical Books

图书在版编目（CIP）数据

杏林采撷/池敬安著.—北京:中医古籍出版社,2016.8

ISBN 978-7-5152-1201-2

Ⅰ.①杏… Ⅱ.①池… Ⅲ.①中医学 Ⅳ.①R2

中国版本图书馆CIP数据核字（2016）第183581号

杏林采撷

作　　者	池敬安	
责任编辑	梅　剑	
出版发行	中医古籍出版社	
社　　址	北京市东直门内南小街 16 号 （100700）	
编辑信箱	407274412@qq.com	
购书热线	010-84023423（兼传真）	
经　　销	新华书店	
印　　刷	北京京海印刷厂	
开　　本	710mm×1000mm 1/16	
印　　张	14	
字　　数	207 千字	
版　　次	2016 年 8 月第 1 版　2016 年 8 月第 1 次印刷	
书　　号	ISBN 978-7-5152-1201-2	
定　　价	32.00 元	

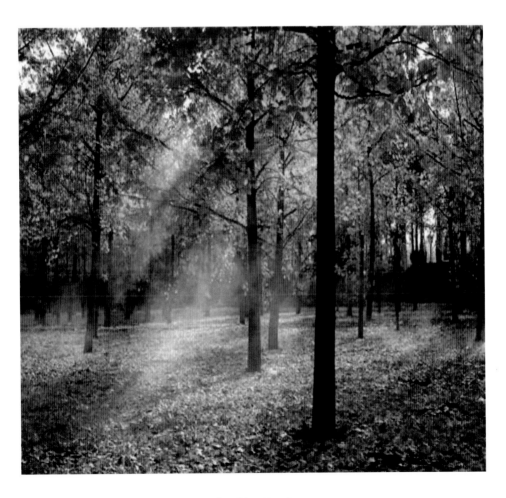

杏林秋色

自　序

　　苦尽甘来！这是本人经常自医己病的心灵体会，也是自己临床三十六载所领悟的人生哲理！

　　医学是救死扶伤的高深学术，学习和领悟都需要动用大脑，没有动用大脑思维，高深的医理是难以领会的。但是，如果单靠大脑学医，虽然通过刻苦也能学会书本的理论，却不一定能领悟抽象的医理；如果是通过实践而获得的感受，就是深刻在心灵中的医理。这种心灵感悟的医理，往往就是从事医学事业的动力。其实，日常生活和劳动实践中的感悟也是这样，若肯用心，就会发现世上各种事物都有苦尽甘来的哲理。

　　人身体的承受力毕竟是有限的，但人意志之坚强却经常会振奋人心。中医临床事实显明，医家所开出的处方中药，求治者只需一口气喝下苦口良药，往往就会获得苦尽甘来的康复效果。可见，苦并不是可怕的，只要有吃苦的精神，人人都是坚强的。

　　当然，人生需要磨练才能坚强。但在现实生活中，如果舒服的享受过多，却是有害的。记得我年轻的时候，因在煤矿井下采煤，由于自己爱劳动，经常连续加班，但有一次加班得很辛苦，也动了装病住院的念头，觉得那样既可以休息，又能吃到病号饭——面条，于是我也学着装病，到矿山医院去住院。没有想到的是，医院里的医生和护士大多都知道我是矿山宣传队作曲的，所以我颇受欢迎。有经验的护士还私下教我，上午医生查病，要卧床待诊。于是我每天上午都躺在病床上，医生诊查后，我就服用药物，然后卧床休息。结果，才躺了五天，我的身体真出了毛病，又是头疼又是高热，全身像散了架似的难受，后来赶紧出院去上班。

　　人生在世，不可能都是享受，命再好也难免有苦难，然而，不好受的苦差事往往对自己的身心还有益。29 岁从矿山调回福州时，由于本人不忘少年自治眼睛获效的感受，成年后经常自学中医。刚返城时又因出手点穴救治休克的同事成功，这让我学医更加有信心了。后来为了学针灸，经常在自己身上扎针来体验针感，生病时也自己施针自治，实践的结果，常使自己体会到不同穴道的不同感受，还发现自体经多次刺激经穴后，不但使病治好，还使体质增强。

可见，美好的感受多在痛苦之后，适当地吃苦，定有好处。所以，苦尽甘来，既是经常自治己病的心得体会，也是长期临床领悟的人生哲理。

池敬安

2016 年 4 月于邮电公寓

目　录

第一章 "中医"一词寓意高雅

一、"有病不治，常得中医"

"中医"二字最早出现在班固的《汉书·艺文志·方技略》里，其中有这样一段话：经方者，本草石之寒温，量疾病之浅深，假药味之滋，因气感之宜，辨五苦六辛，致水火之齐，以通闭解结，反之于平。及失其宜者，以热益热，以寒增寒，精气内伤，不见于外，是所独失也。故谚曰："有病不治，常得中医。"

上文用现代语表述可翻译为：经典的方剂，是本着草木矿物等药物的寒温性质，根据疾病的深浅程度，凭借药物的滋味功能，考虑人体对气候的适应情况，辨别五脏六腑适宜的能力，致以寒凉温热的方剂，以疏通闭塞解除郁结，使身体返回平安。若失当地治疗，用热药来增加病人的内热，用寒药来增加病人的内寒，造成精气内伤，又不显露于外表，这是严重的失误。所以有句谚语说："有病不找庸医，常符合医理。"

啊，这段话真值得我们思考！不过，上述谚语中的"中医"二字与现代"中医"概念还不等同，因其"中"字念去声，所以整句谚语的含意是"有病不找庸医，常符合医理。"是的，若不被误治，反而有利于自身的防病能力（也就是现代的免疫功能），因为中医讲究养生，所以"有病不治，常得中医"的内涵，不仅有特殊的含义，而且还深受人们的亲睐。

中医的先贤有很多，如"神农尝百草，一日而遇七十毒"的传说很多人都知道，这是我国古人与疾病做斗争的写照，也是发现药物治疗疾病的艰难历程。更为可贵的是，中医很早就建立了高雅的学术体系，而且在漫长的发展过程中，历代都有不同的经验积累，并涌现了诸多不断推进的名人名著。

根据医史记载，我们知道，在夏商周时期，中国就出现药酒及汤液。在3000多年前的殷商甲骨文中，就已经有医疗卫生及十多种疾病的记载。《诗经》是中国现存文献最早有药物记载的书籍。到周代已经有望、闻、问、切的诊病方法，以及针灸、手术、药物等治疗方法。

战国至秦汉时期，具有系统理论的著作就已成书，《黄帝内经》就是最早的中医理论性经典著作。而《神农本草经》是最早的药学专著，是秦汉时期（公元前221—公元220年）众多医学家搜集、总结而成书的。该书载药365种，至今尚为临床所习用，它的问世标志着中药学的初步确立。

东汉末年张仲景所著的《伤寒杂病论》，专门论述了多种杂病的辨证诊断、治疗原则，为后世的临床医学奠定了发展的基础。汉代外科学已具有较高水平。据《三国志》记载，名医华佗已开始使用全身麻醉剂"麻沸散"进行各种外科手术。

从魏晋南北朝（公元220—589年）到隋唐五代（公元581—960年），脉诊取得了突出的成就。晋代名医王叔和所著的《脉经》归纳了24种脉象。该书不仅对中国医学有很大影响，而且还传到了国外。这一时期医学各科的专科化已趋成熟。针灸专著有《针灸甲乙经》；《抱朴子》和《肘后方》是炼丹的代表著作；制药方面有《雷公炮炙论》；外科有《刘涓子鬼遗方》；《诸病源候论》是病因专著；《颅囟经》是儿科专著；《新修本草》是世界上第一部药典；眼科专著有《银海精微》等等。另外，唐代还有孙思邈的《千金要方》和王焘的《外台秘要》等大型方书。

唐代（公元618—907年）经济繁荣，促进了中药学的发展。唐政府率先完成了世界第一部药典性本草——《唐本草》的编修工作。全书载药850种，还增加了药物图谱，进一步完善了中药学的规模格局。

在宋代（公元960—1279年）医学教育中，针灸教学有了重大改革。王惟一著有《铜人腧穴针灸图经》，后来，他又设计制造等身大针灸铜人两具，教学时供学生实习操作。这一创举，对后世针灸的发展影响很大。明代（公元1368—1644年）时，有一批医学家提出把伤寒、温病和温疫等病区分开。到了清代，温病学说达到成熟阶段，出现了《温热论》等专著。

明代（公元 1368—1644 年）的医药学家李时珍，历时 27 年完成了中药学巨著《本草纲目》，全书载药 1892 种，成为中国本草史上最伟大的集成之作。到明代末，西方医学开始出现并传入中国，一批医学家们主张"中西医汇通"，成为现在中西医结合的先声。

"中医"这个名词，是 1936 年国民党政府制定《中医条例》时正式法定的。不过，有人认为"中医"这个名词的出现是在鸦片战争前后，是英国东印度公司的西医为了区别中西而给中国医学起名中医的。这种说法是一点都站不住脚的，因为在历史中的中医曾有过许多称谓，如"汉医""传统医""国医"，这些都是有别于西医的。

何况，由于历史的背景因素不同，中医的其他称谓还有多种，应当特别提及的是下面最特殊的四种。

一是岐黄。这个名称来源于《黄帝内经》。因其书是黄帝与岐伯讨论医学的专著，所以后人便称《黄帝内经》为岐黄之术，所以"岐黄"就成了中医的别名。

二是青囊。它的来源与三国时期的名医华佗有关。据说华佗被杀前，为报一狱吏酒肉侍奉之恩，曾将所用医书装满一青囊送与他。华佗死后，狱吏亦行医，使华佗的部分医术流传下来，所以后人称中医为青囊。

三是杏林。这个名称也起始于三国时期。有资料介绍，三国时吴国有位名医叫董奉，他是福建福州长乐人，曾一度在江西庐山隐居。因远近百姓闻名求医，董奉却不收钱财，只求轻证者愈后种一棵杏树，大病重病治愈者种五棵杏树。10 年左右，董奉门前杏树成林，一望无际。从此，人们便唤中医为杏林。

四是悬壶。传说河南汝南的费长房，在街上看到一卖药老者的竿杆上挂一葫芦，奇怪的是，天黑散街后，老者就跳入那葫芦中。为弄清底细，费长房以酒款待，老者后来约他同入葫芦中，只见玉堂俨丽，甘肴旨酒。费长房即拜老者为师，学修仙之道。数载后，他术精业成，辞师出山，又得壶翁传赠的治病鞭鬼之竹杖，从此费长房也悬壶行医。从那时代起，医生腰间挂的和诊所前悬的葫芦，便成了中医的标志。

二、"不治为中医"的理念

上文说过，"有病不治，常得中医"的含义，翻译成现代语就是"有病不找庸医，常符合医理"的意思。该句子的意思，在《辞源》的辞条里，也被解释为"符合医理"。所举证的也是《汉书·艺文志·方技略》的记载，在举证之后，辞条还慎重地告诉人们说，庸医治病会造成内伤，如让庸医治病，不如不治为好，并提出"不治为中医"的名言。

啊，这句"不治为中医"的含义，相信旧时代的读者一般都能领会，因为中医是防病于未然的，到有病了才去治，已经违反了中医的养生之道。可见，"不治为中医"也是古人的高雅概括，其中蕴含着两层深意：一是疾病可激励人体自身免疫功能，二是不被庸医误治利于自我保护，所以反而符合中医的深意。

在《黄帝内经》的开篇卷首中，有过这样的阐述："上古之人，其知道者，法于阴阳，和于术数，食饮有节，起居有常，不妄作劳，故能形与神俱，而尽终其天年，度百岁乃去。"又说："虚邪贼风，避之有时，恬惔虚无，真气从之，精神内守，病安从来？"可见，只要能明白中医的"防病于未然"，相信也必能领会"不治为中医"的含义。是的，因为身体健康了，当然就不用治病了。

1943年，诺贝尔物理学奖获得者、奥地利科学家埃尔温·薛定谔先生（Erwin Schrodinger）在探索生命的过程中，提出了"生命的基本问题是信息问题"。是啊，生命的基本问题是"信息"问题，这种见识的确是很了不起的。

但是，若将其与我们中国古人所说的"气"相比，那又没什么了不起了，因为"气"里面也含有"信息"的意思，而且"气"的概念比"信息"大，"气"的内涵更令人惊叹。因为在《黄帝内经》里，"气"有决定生命的论断，并提出人体需要益气、补气的主张，这观念不仅与现代科学不谋而合，而且对生命的功效还有更深层的认识，这与现代科学相比，超前了两千多年。

须知中医的"气"，不仅有"信息"的含义，还有"功能""状态""物质""气候"等的意思，其内涵博大精深。有一位专家曾经这样告诉我们，《黄帝内经》提及气的地方有2800多处，论述气的名称有300多种，如正气、真气、精气、神气、营卫之气、经络之气、脏腑之气、宗气；还有病理的邪气、六淫之气、七情之气……

中国古人特别看重"气"，其认识极其深刻，虽然现在已经是基因、量子时代，但"气"的价值和意义现代人还必须领会，切莫遗忘失传致使"断气"。

三、"上医治未病"的理论

在《黄帝内经》中，有"上医治未病，中医治欲病，下医治已病"的特殊理论，其《素问·四气调神大论》还提出："圣人不治已病治未病，不治已乱治未乱，此之谓也。"其《灵枢·逆顺》也再次强调："上工治未病，不治已病。"

北京中医医院王国玮副院长曾经为大家解释说，"上医治未病"的意思是：医术高明的医生并不只是擅长治病的人，而且还是具有能够预防疾病的人。中医历来防重于治，面对现代五花八门的疾病以及发病年龄越来越低、亚健康人越来越多的状况，利用中医进行养生保健，无疑是最合适的方式之一。

不过，常有令人费解的现象是，现代人面对"上医治未病，中医治欲病，下医治已病"的理论一般都能理解，可一回到现实生活中，这道理的把握却显得十分不易。比如经常"黑白"颠倒，晚上迟迟睡，白天迟迟起，造成身体出问题了，还表现为"小病不去看，大病找专家"，而且对医生能力的辨别，总是以职称头衔为标准。这种现象听起来有点不好受，但若能平静思想，相信是可以理解的。

早在春秋战国时期，神医扁鹊就有过类似的故事。有一次，扁鹊到魏国时，魏文王接见了他，问道："听闻你家中有兄弟三人，都精于医术，但不知哪一位的医术最好？"扁鹊答道："我大哥医术最好，我二哥排第二，三兄弟中我医术最差。"魏王觉听后觉得奇怪："那为什么你会最出名呢？"扁鹊答道："我大哥，于病情发作之前就进行处理，使周围人的疾病消弥于无形，可外人无从知晓，所以只有我们家里面的人才知道他的医术最高。而我二哥，在病情还十分轻微时，就将疾病治愈，在他手上，疾病不能发展成大病、重病，可周围的乡亲都认为他只能治小病，所以名声只限于本乡。只有我，到了病情比较明显，或者比较重的时候，才知道病因，而运用药物、针灸等方法治好重病、难治之症，大家都以为我的医术高明，所以我的名声响遍数国。"

扁鹊的话语令人三思。是的，高明的医生不仅能治病，还善于防治，教人应时起居、合理饮用、及时防治等等，人若学习领会，则不生病少生病，这就是治未病的"上医"。后来，"上医治未病"的认识，经过历代医家的发展与完善，成为中医理论体系不可或缺的高明内容，其意义就是让人们掌握养生的方法，使自己身体强健少生病。

人们当如何把握自己的健康呢？实践告诉我们，健康全靠自己。曾有高人这样说过：治未病之先，需防患于未然，养生防病；治未发之前，要防微杜渐，重视先兆，防止发病；治未盛之时，当见微知著，防疾病加重，择时而治；治未传之脏，要掌握疾病传变规律，已病防传；治传与否，当辨虚实，妙用承制，目的是让人不生病、少生病，防护抗病，提高生存质量，实现延年益寿。

20 世纪 30 年代，美籍著名公共卫生学家兰安生（J.B.Grant）博士有句名言：一盎司的预防，胜过一磅的治疗。可见，挖掘和发挥中医"治未病"的特色和优势，以预防为主，不仅可以解决老百姓看病难、看病贵，因病致贫、因病返贫的问题，还可让老百姓实实在在地享受到中医养生保健和治疗疾病方面的优势，达到人人享有健康的目的。

长期以来，由于生态环境的污染，饮食结构的改变，学习、工作、生活的压力增大，人口的剧增，疾病谱的改变等因素的影响，现代医学的理念，由治愈疾病向预防疾病和提高健康水平方向做出了调整，医学模式也由生物模式向生物、心理和社会环境相结合的模式转变。

近几十年来，不仅政府经常进行环境消毒，广大人民也懂得强身健体，所以 2003 年的非典型性肺炎和后来流行的高致病性禽流感，都被我们国家及时地防治了。

中医"治未病"具有丰富的内涵，包括天人相应、形神合一、辨证施养、平衡阴阳、精神内守、正气为本六个方面，主张通过饮食、运动、精神调摄等个人养生保健方法和手段来维护人体的阴阳平衡。可见，"治未病"注重预防和治本的特点，愈加符合现代医学发展趋势。

古人"恬惔虚无，真气从之；精神内守，病安从来"的论述，使学者明白，人们若通过精神调控，使真气从顺，疾病就不容易发生和发展。"治未病"就是强调人们注重保养身体，培养正气，提高机体的抵御病邪能力，达到预防疾病的目的。这对于亚健康、常见病、多发病，特别是高血压、糖尿病以及恶性肿瘤等慢性疾病的预防、治疗和康复养生，都可以消除或减少精神、心理以及不良生活习惯等"致病因素"的影响。"治未病"是中医奉献给人类的伟大医学模式，其"未病先防、既病防变"也是中医积极防治的科学理念。

有学者认为，人体状况可分为健康常态、疾病萌芽态、疾病生发态三种，针对这三种状态，人生可分为重养生、治欲病、治已病三类。

是的，重养生，可防患于未然。人体健康的维护，重点是通过养生，对人体正气进行保养，使精足、气充、神全，气机旺盛、平衡、畅达，从而增强人体调节能力和抵抗能力。这是预防疾病的关键，是延缓衰老、享受天年的基础，是维护健康的基本法则。治未病旨在居安思危，未雨绸缪，防患于未然。

治欲病，可预防疾病的发展。什么叫"欲病"呢？其实"欲病"就是亚健康，是已病而未发作之时，也就是已有病情，但还没有出现症状。疾病的发生，有从病生至病成的发展过程，在这生成过程中，气机变化微弱，形体尚未损害，疾病尚未形成，是一个治疗很省事的好时机。唐代大医家孙思邈也称此时为"欲病"，如果欲病积而不愈，就会发展成为已病。珍视欲病，便能了解疾病的所在和发生，治疗欲病就不会发生疾病，即：治欲病可预防已病。

治已病，可预防疾病传变。可见已病也要早治，因传变是疾病发展变化的规律，其中传是病位的改变，变是变化和程度加重。疾病传变是一个由轻到重，由重到危的过程，认识过程的各个阶段，可把握疾病的轻重和治疗的效果，可促使身体愈后的康复。一般早、中期治疗效果好，可彻底治疗，因此主张早、中期治疗预防疾病传变，避免造成严重损害和因病而亡。

自然学科一般都只有一个学术体系，而医学则不然。医学是研究生命规律的科学，是以科学技术的成就体现人文关怀为目标的，所以中医与西医两个独立的体系，至今仍共同存在。当然，若中西医学能真诚地互补发挥，相信世界医疗事业则会更上一层楼。

面对生活现实，人们关心的是健康长寿，都希望能有质量地过好每一天。因此，大力倡导与扶持"治未病"理念，继承先祖养生、预防的方法，构建现代的精神调养与生活方式，是我们时代同人的共识，也具有美好的实际价值。

四、中医含有"中和"之意

中医文化是悠久而高雅的，其形象，犹如史前篝火由点到面形成燎原之势，其现代文明之光，已经映照着东方并波及世界。

前面说过，"中医"一词不是为了区别西医，因为《黄帝内经》形成于秦汉时期，"中医"一说最早见于《汉书·艺文志》。可见，距今两千多年前的时代就有了"中医"一词，而西医传入中国是在明末，至今只有一百多年的历史，在那古老的年代，西医连影子都不存在，怎可能为区别而称谓呢？

当然，中医是我们历史悠久的医学，这是国人都心领神会的。但是，中医还含有"中和"之意就不是人人都能领会的，只有通过领会中医调理阴阳的含义，才容易理解其"中和"之意。

事实上，中医的"中"字并不是指中国。须知中国古代的《易经》，曾将世界一切事物均纳入阴阳的轨道，对后世的哲学，社会、堪舆、天文、地理、医学……都有着重要的影响。所以，中国古代的医学理论也认为，人体的阴阳要保持"中和"，才会取得平衡而不生病，若阴阳失衡，则疾病必来。

在《中庸》一书中，有一至关重要的哲学命题是"致中和"这一思想。《中庸》曰："中也者，天下之大本也；和也者，天下之达道也。致中和，天地位焉，万物育焉。"意思是中和乃是世界万物存在的理想状态，各种方法达到这一理想状态就是致中和，天地就是因此各得其所，万物便生长发育。中医所阐明的"阴阳和合""阴平阳秘"生理机制，就是儒家致中和思想的最佳体现。在这个终级目标下，中医又用精气学说、阴阳学说和五行学说来阐释生命的奥秘。

须知中国数千年的医学史，若与近现代的西医科学史相比，虽然在治病救人的层面上，两者有异曲同工之妙，但毕竟还有分明的层次和差别。曾有一篇医学文章为我们指出中医的历史发展历程，并作了简要分述：春秋战国之际，是中国整个学术界"百家争鸣、百花齐放"时期，医巫分离，医学具有更显明的科学性、实用性和理性，占据了医疗卫生事业的主导地位，其临床医学的分科已现端倪，趋于专业化。

秦汉时期，以伤寒、杂病和外科为最突出的临床医学，达到了前所未有的水平，这是中国医学史上的第一次高峰。

三国、两晋、南北朝时期，中国社会长期处于动乱割据的状态，医药学在脉学、针灸学、药物方剂、伤科、养生保健中外交流等各方面取得了成绩，为医学的全面发展积累了经验。

隋唐时期，国家重归统一，国力强盛，文化繁荣，形成了一种空前恢宏气势，中国医学在这一时期得到了全面的发展。医学家们在各自的研究领域获得了更为丰富的成果，这是中国医学发展史上第二次高峰。

两宋是中医药学发展的重要时期。政府的重视在医药发展上发挥着更加重要的作用。北宋政府组织人员编纂方书和本草，设立校正医书局，铸造针灸铜人，改革医学教育，设立惠民局、和剂局、安剂坊、养济院、福田院等等，有力地促进了医药卫生的进步。

辽、夏、金、元与两宋王朝并立以至元灭宋统一全国，这是北方少数民族与汉族文化大融合时期，是中国医学史上学派争鸣、民族医学奋起的一个辉煌的时期，为多源一体化的中国传统医学注入了新的活力，呈现了蓬勃的生机。

明代，医药学发展出现革新趋势，在探传染病病因、创造人痘接种预防天花、中药学研究等进入新的层次。中外医药的交流范围已达亚、欧、非许多国家与地区，中学的输出、西学的东渐，使中外医学文化在交流接触中，互惠受益。

清代前、中期，是医学趋于普及与升华发展的时期，王清任躬身于人体解剖，著有《医林改错》，反映了中医界大胆开拓的进取精神。

上述的这一切，是中国古代医学波澜壮阔的历史梗概。这样一脉相承、绵延数千年一直未曾中断的医药文化及文明，是世界医学史上所罕见的。中国古典医籍数量之大，名医辈出，人数之多，在同时期的世界范围内也不多见。中国传统医药学有着强有力的生命力，它随着时代的前进而发展。经过了与近代医药文化的撞击、对抗到结合，也注意从国外先进文化中吸取有用的东西，遂出现了中西汇通结合的探索，促使传统医学走向现代化。

近百年来，中国的现代医学、传统医学和西医结合的格局，将会对这百余年的中国近现代医学史作出客观的再现和评述。这无论对于中国古代的医学研究，还是对近现代医学的研究，以及与各种不同体系医学的比较研究，对医、教、研和卫生管理等工作及学科都是不可缺少的。它涵盖面广，所涉及的时间、空间久远博大，不是其他学科所能代替的。

从 2003 年的非典型性肺炎，到后来流行的高致病性禽流感，中医都发挥过良好的治疗作用。下一个考验的疫情是什么？中医该如何面对？医家都在等待着。然而，在对 SARS 和禽流感的防治和治疗中，人们发现我们老祖宗传下来的东西发挥了关键性的治疗作用，那就是：通过中医的调理，会使患体保持中和之气，疾病的邪气则会被正气消解。

中医学有着中华民族固有的传统文化和哲学基础，同时，它又是一门和自然科学紧密结合的医学科学。2003 年 4 月 7 日，世界卫生组织专家考察广东省中医院后说，SARS 患者接受中医治疗后缩短了发热时间和住院时间。专家们还建议，如果能把中医参与治疗提升到常规治疗层面，对世界其他地方防治SARS 将会很有帮助。这不仅大大鼓舞了中医界，也为这上千年的传统医学注入了一股实证的新鲜血液。

回顾中医的历史，可以说中医拥有这种深厚的文化积淀，正是它与西方医学最重要的不同点。古人认为，中医大夫当"持中守一而医百病"，若身体无阳燥，又不阴虚，一直保持"中和"之气，则会百病全无。

所以"尚中"和"中和"乃是中医之"中"的含意之一。当然，既然说是含意之一，肯定还有其他深意，但由于其内容较多，故将其安排在第二章阐述。

五、要记住"中医"二字不能拆解

"中医"二字，是具有深邃含义的整体概念，只有未领会中医概念深意的学者，才会将"中医"二字拆解了进行解释。既然"中医"二字是个整体概念，而且有着独特而深厚的含意，那就切不可将"中医"二字拆解了解释。

　　20世纪，美国气象学家爱德华·罗伦兹提出过一个著名的"蝴蝶效应"理论。他认为，一只蝴蝶在巴西轻拍翅膀，可以导致一个月后美国得克萨斯州的一场龙卷风。说得多好啊！可见这位20世纪的老外，已经把大自然世界看作一个整体。既然世界万物的联系都如此微妙，那我们人体的结构就更加微妙，因为人身体的内外互为表里，一直都是互相影响着的，所以患者身体的外部，时刻都在反映着身体内部的情况。

　　大自然是个整体，人体一样也是一个整体，"中医"二字也是一个整体，但前两者是物体和人体，可以拆解了进行研究和阐述，而后者只是整体概念的称谓，不能拆开来解释。

　　上述老外的见解是有点难得的，可我们中国的古人更是神奇的，因为早在上古时期，中医就将人体看作有机的整体，并揭示出人体五脏六腑的功能病变会通过气、血、津、液的盛衰状况表现于体表，所以中医通过望、闻、问、切就能诊断出病人体内的疾病。

　　瞧！《难经·六十一难》记载："望而知之谓之神，闻而知之谓之圣，问而知之谓之工，切而知之谓之巧。"什么意思？就是望其五色，即以知其病；闻其五音，能以别其病；问其五味，则知其病之所在。切其寸口，亦知病之脏腑及其虚实。

　　也许有人会问：真有"望而知之谓之神"这种本领的医生吗？答案是肯定的。事实上，中医可通过望、闻、问、切来辨别患者的气色、形态、声音、动作以及毛发、皮肤、甲皱的细微变化来判别疾病的程度。"望"，就是观察病人的面容气色和人体形态来判断的，这样的医师可谓"神"医；"闻"，就是听声音和闻气味，通过病人的声音和气味来判断疾病，即可称为"圣"医；"问"，是医生有选择地寻问，然后通过病人叙述来判断疾病，这种水平可称为"工"医；"切"是号脉和触诊，切脉之后能判断病情的医生，就可称为"巧"医。啊！中医是中华文化的瑰宝，是治疗疾病的传统医学，是预防疾病的学术宝典。

　　通过望诊就可以窥视人体内部的疾病，这就是"望而知之"的中医高手。本人年轻时，对"望而知之"也有过怀疑，但在从医15年时，因治疗好一位中风瘫痪的高龄女患者，她一家三口人前来答谢时，恰逢记者采访。在解答采访时说出的病史经历，不仅让我恍然大悟，连所有在座的患者和前来采访的电视台人员听后也都叹服了。

那是 1993 年，一位中年男子前来请我出诊为他母亲医治，那患者是 72 岁的女性中风瘫痪老人。本人上门经过望闻问切，为其施以针灸治疗，经治两天，患者就能下地行走了。第三天，她在儿子的带领下，自己走到本人诊所来续治。第五天，她儿子与媳妇一起高兴地陪同她前来答谢续诊，谁知那天正值省电视台前来采访，她是第三位被采访者，原来她在 1973 年就中风过一次。20 年前，她因中风，经常独坐在家门口晒太阳，一天有个过路的游医经过，对她望诊后，上前发话说："你是中风瘫痪了是不是？"她听后没有回答，那游医接着说："我知道你没有钱，但我乐意免费为你开方治病。"说完游医就为她开方，并且在离开时，很有把握地对她说："只要煎服三贴就会好！不过 20 年后你还会再次中风，那时再服这药就没用了。"那游医走后，她儿子回来就去为她买了三贴中药，煎服后瘫痪果真好了。20 年后也就是 1993 年，她果然再次中风，不过那医生没有料到的是，经过针灸她居然又康复了。但那游医"望而知之"的本领，也算是"谓之神"的高明医生。

现代有人不认同中医，是因为他们不了解中医，而且总是用西医的思维方式来看中医。那些不认同中医的人，一般是有原因的，可能性最大的有两种原因，一是不了解中医，二是遭遇过差劲的庸医。大文豪鲁迅就是这样，因为他的父亲患病时曾遍求名医，结果不但没有好转，病情还日渐加重，最后不治身亡。这件事对鲁迅的刺激很大，感觉中医都是忽悠，为此，鲁迅还专门写了一篇文章。

胡适是新文化运动的领袖人物，他一生致力于西方文化的传播，以中医为代表的传统文化自然成为其攻击的对象。然而，天有不测风云，人有旦夕祸福，胡适在 1920 年突然生病了。他发现自己吃得多，喝得多，尿也排得多，人却日益消瘦下去。新派人物生病当然要去看西医了，北京协和医院的专家们经过认真诊断之后得出结论：糖尿病晚期，已无药可治，只能回家休养。言下之意，胡适只能回家等死了。西医没有办法，朋友就劝胡适去看中医。当时正是学界"科玄论战"的关键期，胡适是科学派的主将，反对的就是像中医这样没有科学依据的"传统"。叫他去看中医，那岂不是主动放倒手中的旗子吗？然而，面子事小，性命事大，胡适最终还是答应了，来给胡适看病的是北京名医陆仲安。中医没西医那样复杂，又是验血，又是验尿，陆仲安只是用手把了把胡适的脉，并询问了一下病情，就从容不迫地说："这个病很好治，吃几服以黄芪为主的汤药就可以了，如果病没好，唯我是问。"被西医判了死刑的胡适将信将疑地喝下了陆仲安开的中药，没想到几个月后症状就消失了。当他再到协和医院检查，果真是好了！医生们非常惊奇，这怎么可能？谁给胡先生治的病？胡适当下就把实情说了。

这件事曾轰动一时，被新文化运动者认为不科学的中医，偏偏治好了新文化运动名将的病。这令新文化运动者很是尴尬，胡适也觉得很没面子。然而，救命之恩是万万不能忘记的，胡适曾在林琴南的一幅画上撰文表达了自己的感激之情。原来，林琴南也受过陆仲安妙手回春的益处，为表示谢意，他亲自作了一幅儒医研究经典的《秋室研经图》送上，上面还题了一篇桐城体的文言文。

陆仲安别出心裁地请胡适在上面题字，胡适欣然答应。胡适在画上的题词内容为："我自去年秋季得病，我的朋友是学西医的，总不能完全治好。后来幸得陆先生诊看，陆先生用黄芪十两、党参六钱，许多人看了摇头吐舌，但我的病现在竟全好了……现在已有人想把黄芪化验出来，看它的成分究竟是什么，何以有这样大的功效。如果化验结果能使世界的医药学者渐渐了解中国医与药的真价值，这不是陆先生的大贡献吗？……民国十年三月三十日胡适。"

现在有许多不同专业的专家老总都在钻研中医，他们认为中医还是一门关于人生的哲学，学好中医不仅可以治病救人、修身养性，还可以成就人生的不同事业。据说，网易总裁丁磊先生就在浙江中医院学习中医。

有一位专家说得好，西医研究的是物质身体，是一门技术，可以标准化，其人才也可以批量生产；但中医研究的是功能身体，不是单一的技术，还包括天文、地理、人生、哲学、艺术等等，从事者还需要有灵感和悟性才行，所以人才很难像西医那样批量生产。

六、海外汉医不等现代中医

中医，是流传在黄河流域广阔大地上数千年的传统医学，是中国多民族国家最有代表性的现代祖国医学。其经典著作有《黄帝内经》《难经》《伤寒杂病论》《神农本草经》《金匮要略》《温病条辨》，等等。

博大精深的现代中医，其内涵不是海外汉医所能等同的，因为二者的概念与内涵都大有差别。当然，中医学术早在汉代就传到日本、韩国、朝鲜、越南等周边的国家，所以这些国家的人都把中医叫作汉医，这里头主要的原因有三：一是他们收获的医学书籍是汉字，二是这种医学属于汉族的学术，三是中医传出海外是从汉代开始的。

如日本对中医的称谓就叫汉医或称"汉方医学"，因为我国医学传入日本已有一千多年的历史。在这历史期间，日本研究汉医的著作还比较丰富。现在日本还有不少研究汉医的学术团体，如全日本汉方医师联盟等。日本还出版了不少汉方医学杂志，如《汉方之临床》《汉方医药》等。

而且，不仅周边国家把中医叫作汉医，就连海外同胞及其后裔也把中医叫作汉医，这是有美意的，因为他们是身在海外的汉族人，当身体有病痛的时候，有汉医的称谓，心里有亲切感。

但中医的概念大于汉医，这是海外人士容易忽略的，因为中医学术一直都是发展的，不管是理论还是技术，发展与进步从来都没有停止过。所以，在几千年的传承中，中医的内涵一直都在不断地升华着，而且对国内各民族医学都有传扬推进的作用，但是流传在海外周边国家的汉医，却因受条件的局限，其学术内涵毕竟难以跟随进步。

当然，大陆人都不会把中医称作汉医，因中医是严谨而高深的学术体系，是我国使用最多最广的治病术，是祖国不断发展的医学遗产，是深受现代世界各国人民普遍敬重的医学。所以，若海外同胞能明白个中的道理，相信也不会再将中医等同于汉医。

中医对人类疾病的治疗和养生保健作用都是非常大的，过去如此，现在也如此，将来也会如此。但颇有意思的是，中国的四大发明技术，西方人拿去就能运用好，可中医也拿过去了，却很难运用好。因为中医是中国特殊的文化遗产，只有真正能够掌握好中文的学者才有可能，但西方人对中医古文内涵的领会毕竟不容易，所以高深的技艺毕竟也难以掌握。

1972年，美国总统尼克松访华，周恩来总理陪同尼克松参观了中医的针灸麻醉，只见我们的中医将一根又细又长的银针扎在病人的手上，通上微电流，然后便开始手术。整个手术不用任何麻醉药，病人却始终面带笑容，没有一丝痛苦的表情。看着那血淋淋的手术场面，尼克松总统惊讶万分，大惑不解。

针灸麻醉震惊了美国代表团，其冲击波毫不逊色于中国原子弹的爆炸。有的人惊讶，有的人怀疑，有的人甚至否定，认为这是中国为了吸引世界目光而搞的一种视觉骗局。真是无巧不成书，就在那些人认为针灸麻醉是一个骗局的时候，随同代表团访华的新闻记者詹姆斯·莱斯顿，突然间急性阑尾炎发作，要进行手术，我们的医生同样用针灸麻醉的方法割除了他的盲肠，詹姆斯·莱斯顿丝毫没有感觉到痛苦。这活生生的事实让美国人冷静下来，他们开始认真记录那些宝贵的资料，以便带回国去仔细研究。

试想，中医的这种针灸麻醉技术，海外的汉医能完成吗？可见，汉医确实不等同于现代中医！

第二章 "中医"二字情深意重

一、"中"里有深情

前文阐述了中医名词的有关内涵,下面要阐述的是中医二字所蕴含的深情厚意。

首先,中医的"中"字是多音字,念平声时,有"中心""中庸""中正"的含义;念去声时,还有"中的""中要""中止"的意蕴,正如"有病不治,常得中医"一样,这些词组也都有不同的深意。

其次,中医的"医"字不仅是医学、医疗、医术的意思,它还有"利器"、"战役""烈性"的内涵,所以我们说"医"里有厚意。

下面,谨将"中医"二字所蕴含的深情厚意分别兹述如下。

(一)有"中心调控"的前提

相信从事中医事业的人都不会忘记中医学的两大基本特点,即:整体观念和辨证论治。可学者也当牢记的是,中医理论是在"以脏腑为中心"的前提下阐释的,在研究和阐述理论时切不可忽视和忘却。

《黄帝内经》的理论体系就是"以脏腑为中心"而展开的,这是非常超前而科学的学术观念。是的,中医理论是"以脏腑为中心,以经络为联系"的一套医学理论。

《中医基础理论》在绪论中就告诉我们:"机体整体统一性的形成,是以五脏为中心,配合六腑,通过经络系统'内联脏腑,外络肢节'的作用实现的。"也就是说,脏腑相对于躯壳而言,就是"中心"。作为人体中心的五脏,又是构成整个人体的五个系统,而"人体所有的组织器官都包括在这五个系统之中",

"这种五脏一体观，充分地反映出人体内部各组织不是孤立的，而是相互关联的有机的统一整体"。

只要这个问题搞清楚了，那很多问题就迎刃而解。当年全国有名的健美操专家女教练马华，明明是身强体壮的一位健将，却突然无声地走了，这让很多人都叹息而费解。但这种现象，若懂得中医理论的人却很清楚，因为她那身强体壮的样子，只是躯壳的表象，其实躯壳的表象不是真正的健康，真正的健康是内脏的健康，如果内脏不好，再强壮的躯壳都无济于事。其实"有诸内，必形诸于外"。马华的身体一定也早有异常的反映，只是她没有遇到好中医的诊断和提醒，可惜了。

为什么有些癌症病人外表还很壮实，但却会突然地倒下？为什么许多运动员外表是强壮的，但健康却不如一般人？为什么有不少瘦干干的乡下人，但身体却很结实？其实答案很简单：都是因为内脏器官的健康不同。

中医是"以脏腑为中心"的中心调控论医学，而且"中心调控论"还是多层次的。先从人体结构看，第一层次的中心是相对于躯壳和四肢百骸而言的，所以其中心是脏腑。第二层次的中心是相对于内脏而言的，所以五脏的中心是心脏。《黄帝内经》说："心者，君主之官也。"可见，心脏是我们人体中心的中心。第三层次的中心是相对于生理与功能而言的，就是心还分为血肉之心和神明之心，如《医学入门》指出："有血肉之心形如未开莲花，居肺下肝上是也。有神明之心，主宰万事万物，虚灵不昧是也。"这意思其实是在告诉我们，神明之心是血肉之心的"中心"。

再从辨证方面看，如各种辨证都要统于八纲辨证，而八纲辨证最后又统于阴阳辨证，这阴阳辨证实质上又回到中心来了，因为阴阳的本质也就是心血与心气之别。换句话说，阴阳的关系就是血肉之心与神明之心的关系。

所以在辨证施治时，必须要注意两点：一是辨证要抓住主要矛盾，因为一个病人可能有多种疾病，不能面面俱到而不分主次轻重。二是施治要注意"君、臣、佐、使"，"君"就是中心，其他的"臣""佐""使"都是围绕"君"药来配伍的，只能辅佐"君"药，而不能"功高盖主"，这两点就是医者必须领悟和重视的"中心调控论"内容。

（二）蕴含着"中庸"的理念

曾经有人这样说过："中医的思想和要求，说起来容易做起来难，要不，怎么会有《难经》呢？"当然，这只是一种调皮话。然而，中医的高深学问确实是有点难的，任凭飞天的火箭卫星十分精密伟大，但若与人体器官的构造相比，那就算不了什么。严格地说，在现代化、智能化的今天，科学还造不出一个人体细胞。不过，从医者也当明白：《难经》虽难，只要能努力学习，用心刻苦，相信一定能成为一位救死扶伤的好医家。

古人说："医者，仁术也。"既是仁术，就必须要有中庸思想。子程子曰："不偏之谓中，不易之谓庸。中者，天下之正道；庸者，天下之定理。"在这话里面，"中"是不偏不倚的正道理念，"庸"是持久不变的科学定理。

子曰："中庸其至矣乎，民鲜能久矣。"其意思是，孔子说"中庸的道理是至善至美的啊，可惜人们不实行这美德已经很久了"。

还有，子曰："天下国家可均也，爵禄可辞也，白刃可蹈也，中庸不可能也。"这几句的意思是："天下国家虽然很大，却可以治理得很太平，高官厚禄虽然可贵，却有人能辞谢不受，刀刃虽然很锐利，却有人能不畏生死踏过去，而中庸之道看起来很简单，却不容易做得到啊。"

中医的"中庸"思想，可以从三方面来看，即：药当"恰到好处"，方当"效不更方"，度当"适可而止"。且分述如下。

1. 恰到好处

恰到好处，也就是要求处方用药要适中，这是一种"适度"说。药有扶正、攻破、平和、峻猛之异；方有大、小、轻、重、缓、急之别，使用起来皆当适中。用药要恰到好处，就是要注意做到补不留邪，攻不伤正；用方要做到恰到好处，就是不能以大方治小病，以轻方治重病，以缓方治急病。

这恰到好处的另一层含意也是很多人不理解的，那就是疾病的转归速度也要适中，一般人都以为治病的疗效要越快越好，很少有人知道治病并不是越快越好，治疗当促进患者正气增强，达到自体能驱除病邪的效果，也就是扶正驱邪的方法要恰到好处才是最好的。

但在医疗现象中，由于大多病人都希望医生能"手到病除"，于是，不少医生为了满足病人的这种心情，其治疗的做法就是加重方药的度量，殊不知如此失度施治，无异于揠苗助长的行为。

所以，行医者若不懂得疾病转归当"适度"，那就会造成适得其反的作用。从疗效表面上看，加重使用药量是很快获效，但对患者的身体是有伤害的，还会造成以后使用药量都得超标才会有效。

2. 效不更方

所谓效不更方，也就是"中则不变"的意思，这就要求中医治病，不仅要理、法、方、药合理，还得把握效不更方的原则。药不仅要注意量的适度，还要注意性的恰当，量少了不管用，多了却有害，性的温、热、寒、凉要与证型相适应，不能过寒也不能过热，更不能寒热搞反。

但要注意的是，这里所说的"中则不变"与"效不更方"是暂时相对的，只对"效如桴鼓"而言，而诊治之"变"却是绝对的，就是"效如桴鼓"的妙方，也要因病的转归而逐渐更方，不可将"效不更方"理解成守方到底的意思，这才是"效不更方"的真实见解。

3. 适可而止

适可而止的意思是，医生治病最好要留有余地。前面说过，中医治病除了要消除疾病症状，最重要的是要让患者恢复生理机能。人体的生理机能存在着一种"用进废退"的奥秘机制，治疗到差不多的时候，就要适可而止，要留有余地，让患体自身的机制去修复。

这就像培养孩子的能力一样，如果你什么都包办了，孩子哪还有自己成长锻练的空间？治病之理也是如此，否则，会造成"过犹不及"。

（三）要求医家道德要"中正"

中医的"中"字又有"中正"的意思。因为中医讲阴阳，阴阳要调和才好，这就需要中正。

需要调和的内容有很多，如阴阳五行、气血津液、心态情绪等等。要调和到什么程度呢？调和到中正为止。当然有关调和的内容教科书上已经有很多，本篇讲的中正仅从下面三方面来讲。

1. 医家的德操要中正

大家知道，"中医"在上古时代叫作"岐黄术"，由"岐黄术"变成"中医"，实在是认识论的一次伟大升华。

因中医理论是"以脏腑为中心的"，而心脏又是中心的中心，所以只有医者的"心术"端正了，学术才可能端正，所以这"中医"的"中"也有中正之意。而这中正，就是要靠"意"来调和的，正如明代医家杨继洲在他的《针灸大成》中所强调的："医者，意也。"这四个字实在是太棒了，所以杨继洲还要求医家要"触会贯通""专至一神"。

在古文中，"意"即意志和心意，与精神相通。要领会"医者，意也"的深层含意，首先要懂得"医"不单是指医生，也包括医道，其次须明白这"意"的内涵，"意"是什么？意者，情也。那么"情"又是什么呢？情者，心也。也就是说，"医者意也"是要求医家在满满地装着同情和博爱的同时，还要有端正周详的心思意念、严肃慈祥的精神状态。这四个字指出了"医"与心、情、神、志的重要关系，指明这种关系的目的，就是强调医家平日要常怀中正的心志，临证才能有温暖病人的情意，只有这样，中医才能与蒙骗病人的巫医、邪术相区别。

当然这是很难的，因为这医者之情，不仅是人情味，还必须具备体察患者病情的本领与善待每一个生命的爱心。明代医学家李中梓曾一语中的，他说："夫不失人情，医家所甚亟亟，然戛戛乎难之矣。"

是啊，现代人不是讲酷吗，所以现在的医家也都摆起酷来，而有点不可思议的是，在许多世俗者的眼中，仿佛觉得越是冷酷无情的医生越是有本事的医生，于是，一直有人要塞红包。

殊不知"凡大医治病，必当安神定志，无欲无求，先发大慈恻隐之心，誓愿普救含灵之苦。……斯盖医之本意也。"这是医家前贤唐代孙思邈的《大医精诚》中所提的。说得多好啊，是的，医家德操要中正！

2. 医家的理法要中正

中医治病离不开理、法、方、药。其实，方与药并不难学，中医最高深的是理与法，最难的也是理与法。

理、法要中正，可不是一件容易的事。有话道"条条道路通罗马"，治病也是这样，同样发高热，有"泻南补北"的理法，也有"釜底抽薪"的理法，还有"壮水之主，以制阳光"的理法。然而，这不同的理与法，当运用到具体的病人身上时，其佳良中正的理法只有一个，不能认为"白猫黑猫能抓住老鼠都是好猫"。

中正的理法，首先要根据患者的病理来选方，其次还要考虑患者的生理来用药，切不可为了苛求眼前的疗效而滥用奇方猛药，若有多方皆能凑效的，不是只顾选用速效之方，而当选用最不伤正之方，唯有如此才是中正的理法。

3. 医患的心态要中正

《黄帝内经》认为，"正气内存，邪不可干"，中医治病讲究的是祛邪归正，因为从中医的病因理论来看，人其所以会生病，无非是体虚、邪盛互为作用的结果。体虚与喜、怒、忧、思、悲、恐、惊七情伤正的关系甚大，在一般情况下，邪主要是指外邪，有风、寒、暑、湿、燥、热，如果一个人的七情过度了，那么失常的六气就很容易成为致病的六淫。

六淫属阴，七情属阳，易经说"一阴一阳谓之道"，阴阳之道乃天地之准则也，所以必须要理解"人法地，地法天，天法道，道法自然"的规律，所以说要去邪也要讲中正，心思意念要端正，饮食起居要适中，如此才有利于"阴平阳秘"，只要"阴平阳秘"了，则"邪不可干"。中医讲究防病于未然，《黄帝内经》一再强调要调和七情以抗六淫，这就是祛邪归正的"法宝"。

可见，"中医"是强调精神的平和来调节阴阳的。

（四）临证如射箭应当"中的"

《吕氏春秋·尽数》有："故疾病愈来，辟之若射者，射而不中，反修于招（箭靶），何益于中？夫以汤止沸，沸愈不止，去其火则止矣。"

朱震亨在《局方发挥》中也说："以其传授虽的，造诣虽深，临机应变，如对敌之将，操舟之工。"其意思都是要求医家治病不仅要"有的放矢"，还要能够"中的"才行。这就是说，医术好比箭术，要"有的放矢"，切不可"无的放矢"和"矢不中的"。

"有的放矢"的意思有两层：一是要求医家对于病，要有自己的监察力和分辨力，要对"病"的真假进行判断，要有病才治病，不能为某些无病呻吟的"病家"所蒙蔽，而跟着胡乱投针下药。须知在现实生活中，此类"病人"多由人际矛盾引发，诸如交通事故、家庭纠纷、雇主不和等。

二是要对病的本质进行判断，要弄清楚到底是什么病才能施针下药，不能听病家说什么病就治什么病，要什么药就给什么药。作为医家，不能听说头痛就治头，听说脚痛就治脚。下举两个案例。

例一：2003 年，有一位 80 多岁的老妇人因肩背痛，在其女儿带领下前来诊治，老人自述是肩周炎病，本人经仔细望、闻、问、切后，发现是胆囊炎发作而放射背部，并不是肩周炎疼痛，可惜那老人听后将信将疑，幸好在其女儿耐心劝说下，老人才接受治疗。本人开给中药三剂，那老人服药后，疼痛果然全消，但遗憾的是，那老人服药不痛后就不来续诊。结果，一个月后，其女儿自己前来治病时，对我相告说：其母亲上次诊治不痛后，不肯前来续治，结果一周后病痛大发，去大医院急救，被确诊为急性胆囊炎并诱发胰腺炎，经住院20 多天，花去了一万多元钱。试想，本病案如果大医院医生也不能辨别病痛，只按照病家自己所说的肩周炎进行治疗，那后果将不堪设想。

例二：2005 年，有一位距离退休仅剩几个月的铁路工人，因腰腿疼痛无力，举步维艰，经单位医院诊治无效后，其儿子（在市卫生局工作）带他到某大医院做 CT 检查，被确诊为腰椎间盘突出，于是在该大医院接受治疗，结果经治半年也无效。

后来，其儿子听人介绍，带其父亲和 CT 片前来我处诊治。本人经过诊查，发现其体征与腰椎间盘突出有所不同，但其儿子认为不会有错，要我赶快施治，因为其父亲快要退休了。我听后只好先为其施治腰椎间盘，但经治两天，没有效果。第三天本人再次进行看片、号脉细心诊查，当场断定其病属于中枢性偏瘫，建议带其父亲到医院做脑 CT 检查。该儿子听后，立即生气否定，因为他是卫生局干部，医院为他父亲做诊治的是几位大专家，是认真热心的。本人耐心地听他出气说完后，平静地告诉他：虽然 CT 报告不会错，但有许多自己毫无症状，体检却发现腰椎间盘突出的患者是常有的，现在根据脉象和体征，你父亲是大脑的疾病，必须做脑 CT 检查。

其儿子冷静后，接受了本人的建议，次日带其父亲去医院做了脑 CT 检查，一查，其父亲果然有脑梗塞灶。正当那患者的儿子和门诊的许多病人都夸我诊断准确的时候，我又发现其脑 CT 的梗塞灶与病人异常的手脚是同侧，所以我当即又大胆推断，还不是脑部梗塞灶，肯定还另有病灶，于是建议他再去医院做脑部磁共振检查！结果，脑磁共振一查，查出是后丘脑生有肿瘤一颗！后来，该患者就在那医院进行手术，手术后，行走才恢复正常。患者康复数月后，其女儿专程前来答谢，并告知说，其父亲已经退休了。

上述铁路系统老人的病案，就是中医治病要"中的"的典型案例。提到"中的"，我们再一起来查看简体的"医"字，因为它是繁体"醫"的组成部分。

医字的外匡是"匚"，内里是"矢"。"矢"是利器，其功用如"箭"。众所周知，用"矢"，得对准"的"，这就是说，治病要"有的放矢"，所以，有人认为"岐黄之术"亦乃"中的之术"也。我们知道，《黄帝内经》时代就已经有了"九针"，针是什么？针即矢也，所以自古医家就有"拯救之法，以针为最"的说法。可见这"医"字是一种会意字，医生是与"利器"分不开的一种职业。

（五）疗疾如打蛇必须"中要"

俗话说：打蛇要打七寸。中医治病如同打蛇，有"中要"的讲究。"中"是击中，"要"是要害，"中要"就是要求医家，治病要把握要领，切中要害。也就是要求医生有高超的辨证施治本领，对待复杂的疾病要懂得抓住主要矛盾。

《子午流注针经》记载，在金元时代，有一太傅程公，守任于江夏，某日因母亲暴毙而哭得咽喉痛肿，但在请医求治时，却要求只能用药而不能用针灸。许多医者认为，咽中气尚不通，药不能咽下，不用针怎么能治得好？于是"众医不敢措治"。

后来找到一个叫作范九思的医学博士，那医生说："有药未可治，但须用新笔点之，痈疽即便差。"程公听后，就找了一把新笔给范医生，于是，九思裹药点痈，只见药未点到，喉中有紫血喷出，顿时气通病愈，程公称赞道："此达神圣之妙矣。"

事后，程公设宴请九思饮酒，并请教其药方。九思大笑，告诉他："其患是热毒结于喉中，塞之气不宣通，病已危甚。公坚执只可用药不可用针，若从公意，则必误命；若不从公意，固不能施治。九思当时以小针藏于笔头中，妄以点药，乃针开其痈而效也。若非如此，何如紫血顿下也。"

程公这才恍然大悟，并欢喜说道："针有劫病之功，验于今日。古人云：为将不察士卒之能否，则不能决胜；为医不察药性之主治，则不能便差，文将无深谋远虑，则无必胜；医无先机远见，治无必效也。"程公原先虽然有些偏见，但醒悟后说的这番话，却是很有见地的啊。

当然，"中要"讲究的是抓住疾病主要矛盾，这好比擒贼要先擒王，临证施治不能不分主次、先后，也不能不顾轻重、缓急。但也要注意：施治不能孤立，不能视次要而不顾地注重主要。

切中"要害"的另一层深意是"攻心"，有时，欲治其病得先攻其心。上述"范九思疗咽于江夏"的故事，就是一则巧妙的攻心医疗案例，那程公的病并不复杂，其要害主要是惧针的"心病"，其他医生因没有解决程公的心病，所以也就无法击中他的要害。古人说：上医治国，中医治人，下医治病。范九思巧妙地解决了这一难题，可见其高超之处是"治人"，他已经超出了治病的本领。

（六）治病如打仗要"中病即止"

"中病即止"是常听中医前贤说的一句话，这其中有什么道理呢？根据上文我们已经知道，医事如战争，医生的角色其实有点像军事家，也就是说临证治病，犹如指挥战役一般。

大家应该听说过，《孙子兵法》里有"穷寇莫追"之说，我们"中医"对待疾病也有此意，就是医家治病要懂得"中病即止"。换句话说，就是治病也要"见好就收"，不要"矫枉过正"。在中国历史上，出现过无数优秀的军事家，其中有两位不得不提一下，这两个人就是孙武与毛泽东，因为前者说："穷寇莫追"，而后者却说："宜将乘勇追穷寇。"到底谁说得对呢？

前者是公元前 400 多年的战国时期人，是中国历史上的第一个伟大的军事家；后者是 20 世纪的现代人，是现代世界的伟大军事家。从理论上看，孙武写的《孙子兵法》一书，可谓绝无仅有；但从效果来说，毛泽东以小米加步枪的劣势转败为胜，还创立了举世闻名的二万五千里长征，不但使日本侵略者跪地投降，还赶走了投靠美国佬的蒋介石而夺取天下，其功绩远远超过了孙子，堪称盖世无双。

不过，"宜将乘勇追穷寇"的意思，自然是欲将对立面赶尽杀绝的意思，但这是难以做到的，蒋介石逃到台湾后，两岸问题不是至今还悬而未决吗？中医的"阴阳互根"理论似乎在告诉人们：没有阴，也就难以有阳。

"病"，对于患者来说确是不幸的，但对于整个生命的体验以及人生的完整性来说，却是非常有益的。这犹如甜、酸、苦、辣、咸五味俱全才有益生命的道理一样。人不能只吃甜不吃苦，只吃咸不吃酸辣，那样五脏容易生病。人如果不会生病，怎会懂得健康就是福呢？此外，还有更重要的一层意义，那就是对于人生的免疫系统来说，生病会提高自体的免疫功能，所以是有益的。

这正如《道德经》说："以其病病，所以不病。"本人曾在体育中心为中老年人做过"健康是福，生病也是福"的演讲，说的就是这道理。可见，"追穷寇"是特殊时期的个别现象，而"穷寇莫追"才是普遍适应的正确原理，所以，不论是医生还是患者，对"病"也要懂得"中病即止"。

"中病即止"看似简单，其实很不容易。要什么时候"止"，才恰到好处呢？假若一个"流感"病人出现发热头痛，经医生治疗后，热退了头也不痛了，是不是就已经要"即止"了呢？不一定，热退了头不痛了，但可能咳嗽加重了，此时虽然也算"中病"，但还不能"即止"，因为先前的证型变化了，不能"即止"！

前文说过，所谓"病"，是人体机能的异常，那么"中病即止"的标准就是要达到人体机能的真正恢复才行。

此外，病有时不是单一的，可能还有不少并发症，所以要掌握好"中病即止"，还得有不少的前提和正确的判别才能掌握得好。

二、"醫"中有厚意

在这里我们要讲的"医"字，应当要用繁体的"醫"字。大家只要细看这个"醫"字，大多能够领会。因为繁体的"醫"字，既有医学、医疗、医术的意思，也有"利器""战役""烈性"的含意。

下面所要阐述的，就是"利器""战役""烈性"的含意。

（一）醫中有矢　"利器"之象

请看，繁体字"醫"的上左匸中，不是有个"矢"字吗？大家知道，矢，就是战争中的利器！

中医者皆知，《黄帝内经》是由《素问》和《灵枢》两部分构成的。《素问》部分，侧重于运用阴阳、五行、运气等学说来阐述人与自然的关系以及疾病的发生、传变和治疗原则，而《灵枢》部分，侧重于经络分布与针灸临床的理论。在《素问》与《灵枢》的内容里，两部分还都互为补充，但是，在临床施治方面，《灵枢》更为重要，因为在上古之时，针灸是主要的治病之术，所以在《灵枢》里就有九针十二原之说，而中药是到后来才发展丰富的。

古代最早的针灸工具叫"砭石"，砭石就是石器，是上古的天然小石块磨制而成的，是医疗的最原始工具。《说文解字》说："砭，以石刺病也。"即指用经过磨制的砭石作为治疗疾病的工具，主要用来划破痈肿、排脓、放血。经过实践应用，"以石刺病"就逐渐发展成为针灸疗法。

为了适合穿刺或者切割的需要，砭石的形状日趋多样化，后来，有锋，有刃，故又称针石或镵石。古代的针具除砭石外，还有骨针、竹针、陶针等。砭石是最初的针。

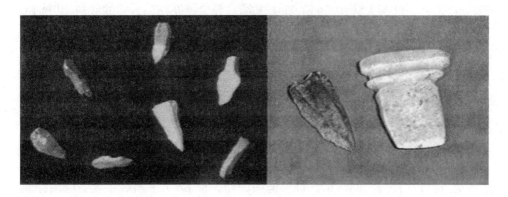

图1 砭石

此外,针字古代写作"鍼"或"箴"。从"箴"字的竹字头来推求,古代某时期有竹制针具存在。到了仰韶文化时期,黄河流域发展了彩陶文化,故又出现了陶针,目前广西僮族尚保存这种针具。但是,无论是骨针、竹针或是陶针,相对于砭石来说都是针具材料的变化,制作工艺的进步。

到了夏、商、周时代,发明了冶金技术,进入了青铜器时代,于是就有金属针具出现,如青铜针等。《黄帝内经》中记述的"九针",就是萌芽于这个时期。但由于生产力的限制,出现九针后,还在沿用原有的石针,所以在《黄帝内经》中九针与砭石并提。到春秋时代出现了铁器,冶铁技术又有了进一步发展与提高,自战国至秦汉,砭石才逐渐被九针取代。

砭石刺病的方法,乃是针刺疗法的前身。原始的砭石法较为简单,只适用于放血排脓等。九针的出现则标志着针法的形成,形成了各种针刺手法及补泻手法。

九针是指具有九种不同形状的金属针具,具有不同的治疗用途。一般认为九针是在青铜器时代开始萌芽,到铁器时代才制作成功的,是在承袭"砭石、针石、镵石"的基础上,经过漫长的历史时期,不断改进,逐渐完善而成的。九针的硬度可与砭石相媲美,其弹性、韧性、锋利的程度更优于砭石,还可以制造得很精巧。由于它有九种不同的形状,在治疗上不但保留了砭石切肿排脓的功能,而且还极大地扩展了用途,具有多种治疗功能。

1.镵针　针头大,针尖锐利,除去末端一分尖锐外,有1.5寸的针柄,共长1.6寸。镵针主要用来刺人体阳分的浅表部位，即可以用于针刺皮肤疾患。

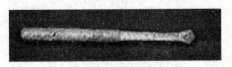

图2　镵针

2.员针　针身为圆柱形,针尖椭圆如卵,长1.6寸。员针主要适应治疗肌肉的病证，即主治邪在分肉之间的疾患，用于针刺肌肉的疾患，亦可作按摩用。

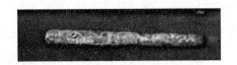

图3　员针

3.鍉针　针身较大，针尖圆而微尖，如黍粟一样，长3.5寸。鍉针主要适应治疗血脉的病证，主要是用以按摩经脉，而不致刺入皮肤，陷入肌肉，能流通气血，即用来针刺脉络疾患。

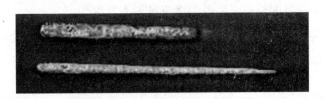

图4　鍉针（上为员针）

4.锋针　针身为圆柱形，针锋锐利，三面有锋棱，长1.6寸。锋针可作刺络放血之用，主治痈疡痹证等疾患，也可以针刺筋的疾患。

图 5 锋针

5. 铍针 针身模仿宝剑的剑锋制成，针尖如形如剑锋之利，阔 2.5 分，长 4 寸。主治痈脓和寒热不调的病证，可用作切开排脓。凡病脓疡者，可取铍针，也可以针刺骨的疾患。

图 6 铍针

6. 员利针 针身略粗，针尖稍大，圆而且锐利，长 1.6 寸。主治痈证和痹证，深刺之，可以治暴痛。此类针也用来调和阴阳。

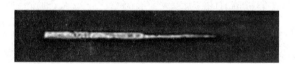

图 7 员利针

7. 毫针 针尖纤细如蚊喙，长 3.6 寸。毫针最细，适于刺入各经的孔穴，既可祛除邪气又可扶养正气，主治寒热痹痛、邪在经脉的疾病。也可用来补益精气。

图 8 毫针

8. 长针　针身长，针尖锋利，长 7 寸。主治邪气深着，日久不愈的痹证。凡病在内部深层的疾患，可以取用长针，这种针也可以祛除风邪。

图 9　长针

9. 大针　针尖形如杖，略圆，似锋针，长 4 寸。大针主治关节内有水气停留的疾患，用以泻水。这种针也可用以通利九窍，祛除三百六十五节的邪气。

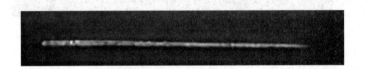

图 10　大针

现代临床上以毫针应用最为广泛，有各种型号。其他的针具或不再使用，或发展成为新的针灸工具。如现在有皮肤针替代镵针，三棱针替代锋针，火针替代大针，而芒针则由长针发展而来。

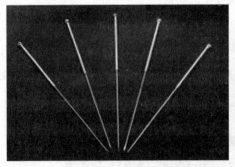 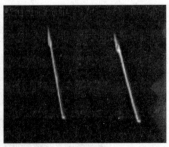

图 11　毫针　图 12　三棱针

（二）醫中有殳 "战役"之意

"中医治病，犹如老吏断案"的说法，相信不少人都听说过，因为疾病有时会像案件一样复杂。繁体"醫"字上部右侧的"殳"，就是战役的含意，所以临床治病犹如军事战役，不仅古代治病要用九针，现代手术更有刀枪。下面引用一段科普文章或许更有利于读者领会。

人体由 120 万亿个细胞（这只是一种学派的说法，有的学者认为不止这个数）组成，而每个细胞都隐藏着一个神奇的世界。就像人类世界一样，细胞里也有各种工人、工厂、道路、储藏室……它们有不同的语言，当遭受病毒的攻击时，它们还会发动战争，这是一个多么奇妙的世界！它们就像维持这个繁忙社区的一种微型机器。在这个世界里，数十亿微型机器每时每刻都在各司其职，相互协作，维持这个世界的平衡。然而，常常会有不速之客打破这种平衡。它就是细胞的宿敌——病毒和细菌。科学家到现在都无法确定它是否是生物，虽然它的行为有很强的目的性，但严格来说病毒不是活的，它不能自行繁殖，只能靠劫持细胞部件进行自我复制。以腺病毒为例，腺病毒设计精良，每个都只包含着一个目标，突破细胞的重重防线，入侵细胞核。但凡有一个病毒进入细胞核，就能控制整个细胞，并在细胞内繁殖不下万次，这可导致各种后果，如普通感冒、肺炎，甚至死亡。但我们的机体已经准备好了，抗体和白细胞联手组成了人体免疫系统的第一道防线。一旦识别入侵者，抗体将自己紧锁于病毒的"盔甲"上，将它们连环镣铐，使它们变成专门吞噬外侵者的白细胞的盘中餐。

然而，尽管身体迅速做出免疫应答，成千上万的病毒仍然能冲过防线。但在细胞表面，它们遇到了一道阻碍——细胞膜。每个细胞膜都是个动态保护层，包含掌管物质进出的监控蛋白质。小分子可直接进入细胞膜，大一些的分子如糖，则必须通过专用泵进入细胞；而最大的分子若想进入细胞，则需要一把特制钥匙。在细胞表面不停巡逻的哨兵们会识别这些蛋白质钥匙，这套精密的系统防止有害分子进入细胞内部。但是经过数十亿年的进化，新病毒演变出了自己的钥匙，镶嵌在它们突出的纤维尾部，抗体仍会附着在其中一些纤维上，封锁住大部分伪造的钥匙，但非全部，细胞表面的哨兵被欺骗，细胞大军潜入了细胞内部，在这与细胞的较量中，病毒在第二关胜出。

这支入侵病毒大军中的每个成员都携带了足以摧毁细胞的致命武器。它的蛋白质衣壳含藏多重伪装，在其内核携带了一小束 DNA——它的终极武器，然而细胞仍然拥有强大的防御系统来阻止它们。细胞接收到的所有物质，都会被送到一个叫核内体的分拣站，核内体对传入物质进行加工，并决定将它们送往细胞的哪个部位。此过程的第一步就是将它们分解，核内体的内部呈酸性。酸将大分子营养物质分解为小分子，便于细胞对其的输送和运用。当酸侵蚀掉病毒的衣壳，病毒开始被分解。这本应是腺病毒的末日，但酸正是病毒逃离计划的一部分。

病毒纤维首先被分解开，但它们的瓦解释放出隐藏在内部的特殊蛋白质，会将自己黏附于分拣站内壁，将壁膜撕开，释放病毒，如今已没有任何防线阻挡这些病毒攻入它们的最终目的地——细胞核。

虽然病毒离目标只有 5 微米，但是距成功还有十万八千里。九成的病毒将无助地在细胞内游荡，它们无自动力，也无法利用线粒体所产生的能量。在每个线粒体中，我们摄入的食物和吸入的空气推动了上千的涡轮，为数十亿个小电池充电。科学家们认为线粒体曾是个单细胞，后来被另一个细胞吞噬，引发了进化史上最伟大的飞跃——复杂生命的出现。想要复杂生命就必须有依据的 DNA 指令造出的所有蛋白质装置，而想让它们正常工作就需要大量的能量。这个复杂细胞的出现，改变了生物获得能源的途径，没有这能源就进化不出我们现在所看到的多样化生物。每个细胞内都有数以百计的线粒体，为人类这种复杂生物蛋白质网络提供能量。

上述科普文章颇有意境。事实上，人体内部的复杂，比世界万物更难探测。在疾病中，无数细胞组织对病毒细菌的战斗，也比世界战争更加激烈，所以治疗疾病是微观世界的大战役，相信这种说法，大家是能够领会理解的。

（三）醫中带酉　"借酒"制邪

现代"医"字是简化字，在此我们要来查看繁体"醫"字。繁体"醫"字，是由"医""殳""酉"组成。

《说文解字》解释的"醫"字，里头有三句话耐人寻思。第一句："醫，治病工也。"意思是说："醫是一种治病的职业。"第二句："殹，恶姿也。"仿佛是在告诉人们说："看那，'殹'乃是生病时的痛苦姿势。"第三句说："醫之性然，得酒而使，从酉。"什么意思？"得酒而使"就是用酒作药引的意思，这"酉"就是酒的简化，是药方"君臣佐使"之"使"，也就是今天的引药，而"从酉"就是从"酒"演化来的。因为治病用"药"，经常要以酒作"使"。

颇有意思的是，繁体"醫"的上半截"殹"，在《说文解字》中是另有其字的，其解释是："殹，击声也。"这"击声"应是箭矢"中的"的声音。更有意思的是，简化字"医"，在《说文解字》中也有其字，其解释是："医，盛弓弩矢器也。从匚，从矢。"而《国语》中也有"兵不解医"之句。若将这些资料联系起来，就更容易领会了，因为外"匚"内"矢"而为"医"，原是"盛弓弩矢的容器"，"医"乃会意字也。

借助《说文解字》，我们再来细察繁体"醫"也会发现：这"醫"字的上半部"殹"，左边是"盛弓弩矢的容器"，右边是"殳"，显然指示这是"战役"，因为"医""殳"皆为利器，都是战役之器。

繁体"醫"的下半部是"酉"，上文说过，酉者酒也。与酒何干？哦，战场上打仗喝酒有助军威，治病时用酒为使有助药力，何况古人用针前后，也要用酒擦试穴道和针具。可见，繁体"醫"字的组合是有深意的，所谓"使用利器、借助烈酒"，是势如战争的救命之术。

自古以来，因世间战事不断，医家临证除了要驱除六淫病邪，还要经常面对外伤造成的瘀肿疼痛，以及内毒生成的疔疮脓肿。因此，患者体内的正邪战斗比起普通疾病更激烈，除了要接受针刀治疗外，在内服中药和外敷药散时，经常还要配用酒水。所以，繁体"醫"的下部"酉"，就是醫中带酒之意。

此外，醫中带酒还含有火急之意，因为救人如救火。其实若将救人与救火相比，救人比救火更急！而且救人必须要精通医理，要有高超的医术。何况历史上厉害的疾患有很多，如：百日咳、白喉、鼠疫、霍乱、伤寒、结核、流脑、甲肝、乙肝、破伤风等。现代病毒凶猛得让人防不胜防的传染疾病有：天花、麻疹、麻风、艾滋病、埃博拉出血热、马尔堡出血热、登革热、裂谷热、西尼罗河热、黄热病、禽流感、炭疽、甲型 H1N1 流感、西班牙流感、SARS、流行性乙型脑炎、狂犬病、疯牛病、拉沙热、脊髓灰质炎等。此外，古今还有因原虫引起的烈性传染病，如：疟疾、血丝虫病、血吸虫病、黑热病、阿米巴痢疾、钩端螺旋体病、莱姆病等。

最近，网络上有一篇医学文章叫《新发烈性传染病存在超级传播者》，其内容大意值得大家了解：中国科学院院士高福领衔中国科学院微生物研究所团队联合深圳市第三人民医院团队，对重症急性呼吸综合征（SARS）、埃博拉出血热（Ebola）、中东呼吸综合征（MERS）的流行模式和特点进行了系统分析，发现这些烈性病原的传播和暴发有一大共同特征——存在超级传播者，可在短时间内将病原传播给大量易感者。该研究论文近日在国际权威学术期刊《细胞·宿主与微生物》里在线发表。中国科学院微生物研究所王颂基博士为论文第一作者，毕玉海副研究员和高福为通讯作者。

2003 年暴发的 SARS 疫情造成 774 人死亡、8000 多人患病，病死率接近 10%。Ebola 疫情则造成上万人死亡，2.7 万余人染病。传染性较强的"超级传播者"在疫情扩散中扮演了重要角色，如香港地区一名 SARS 患者至少直接感染了 125 人。研究者分析发现，"超级传播者"的出现，与环境、宿主、病毒因素均有一定相关性。特别值得注意的是，在病毒和宿主不改变的前提下，特殊环境（如空间密闭、空气循环流动、人员流动量大等因素）是"超级传播者"出现的重要条件。高福表示，尽管 SARS、Ebola、MERS 等烈性传染病流行过程中具有出现"超级传播者"和暴发的可能性，但早发现、早确诊、早干预、早隔离，可将病原的超级传播或暴发的可能性降到最低。我国针对输入性 MERS 病例采取的措施，使 MERS 在我国没有像在韩国一样暴发和传播。

早在清代，岭南地区烈性传染病也有过不少防治的专著。1911 年以前，岭南地区出版的中医古籍不少，仅广东地方志所载，粤地编著和重刻出版的医书存目有 191 种（据郭霭春主编《中国分省医籍考》下册第 1922~1929 页统计）。此外，还有相当多的著作未被收录，尤其是清末的著作。清代是岭南急性传染病流行活跃时期，也是岭南中医临证机会多、创造力旺盛的时期。岭南医家在防治烈性传染病鼠疫和霍乱的实践中积累了丰富的证治经验，不乏创见、新知与地方特色。岭南商绅在引进和推广牛痘接种法方面也功不可没。

清代岭南的瘟疫以天花、霍乱、鼠疫为主。对于岭南地区而言，这三者都是外来瘟疫，尤其是19世纪才传入的鼠疫和霍乱，危害最烈、发生最频繁、涉及范围最广。此外，在岭南古代瘟疫流行史上占有一定位置的已知瘟疫病病种，还有乙类传染病疟疾和白喉。疟疾随着莽林的萎缩而日渐退居次位。白喉（古称喉痹、白缠喉、锁喉风等）虽"至危至速，且易传染"，但该病"盛于北省"，19世纪下半叶才开始在岭南出现一些局部流行。因此，清代岭南在瘟疫防治方面的主要问题是天花、霍乱和鼠疫三种烈性传染病。与岭南疫情关系密切、针对性强、有代表性的瘟疫防治专著有《引种保婴牛痘方书》《鼠疫汇编》《时症良方释疑》《辨证求真》《辩疫真机》《时疫辨》《时疫核标蛇症治法》。

岭南人在防治天花方面最大的贡献，是率先学习和引进18世纪末西方发明的牛痘接种法，并向全国传播，此事《南海县志》《番禺县志》《广州府志》均有载。岭南与江南同是霍乱最早传入地和频繁流行地。明清时期的江南是我国经济文化最发达的地区，同时也是明清中医瘟疫、温病学说的孕育地，名医辈出。岭南医家在防治霍乱这一烈性传染病时，大量借鉴江南医家的经验，如光绪壬子年（1888），阳江医家林辅贤因"比年以来，每多霍乱急证，尤难乎其难，不揣谬妄，爰集先贤证治霍乱诸方，分其三阴三阳，辨其寒热虚实"，辑成《霍乱良方》，以便检阅（见：民国《阳江县志·卷三十五·艺文》）。与此同时，岭南医家亦不乏因地制宜的心得和经验，如南海人梁龙章（达樵）所撰《辨证求真》中的霍乱方论，注意到霍乱流行与气候的关系，尤其是与旱灾的关系。仕粤福州人林庆铨《时疫辨》中收入的广东新会区德森（子静），及南海劳守慎（朗心）的霍乱辨治经验，罗汝兰（芝园）《鼠疫汇编》中论及的霍乱证治经验等。

也许鼠疫在我国存在了相当长的时间，但直到19世纪末，人们对它仍然缺乏清楚的认识和专门研究。清末岭南受鼠疫之祸甚剧，因此岭南医家在鼠疫防治方面做出的贡献也最大。我国第一部鼠疫专著《鼠疫汇编》是广东吴川县人吴宣崇（存甫）草创，石城（今廉江县）人罗汝兰增修撰写的，这两个县正是清末岭南腺鼠疫流行最严重的地区，世界有名的鼠疫流行区安铺和梅菉就在这里。该书对鼠疫的病因、病机、辨证、治法、制方、用药都很有创见。自1891年初刊后，用之多效，罗氏乡人广为传诵，高、雷两州多处传刻，求者甚众。罗氏担心鼠疫反复流行而蔓延他处，将书"分赠同乡各位"，自己亦"每视病开方，即赠书一本"。1893年、1894年、1895年、1897年前后四次修订重刻，远播至琼、闽、江、浙等地。

（四）"医者意也"　含意深厚

古人对中医的要求很高，要有多方面的才能和智慧才行。所以要想成为一个好中医，还当领会上古医贤的"医者意也"四个字，这是对医的一种精妙概括，其玄妙的内涵乃是医家古贤之高见。要领会"医者意也"的内涵，首先得领会"医"的内涵，"医者"既是医生也是医道；其次得明白"意"的深意，"意也"乃是"一言而终"之概括。

在《黄帝内经》中，岐伯曾说："心有所忆谓之意。"岐伯在论述了德、气、生、精、神、魂、魄、心、意、志、思、智、虑之后，又指出："用针者，察观病人之志，以知精、神、魂、魄之存亡得失之意，五者以伤，针不可以治之也。"瞧，"以知精、神、魂、魄存亡得失之意"，则"针不可以治之也"，可见"意"的重要。

我们体会医学的"意针疗法"，就是起于这"医者意也"的启示，要做一个红十字的使命者，必须做到"技意专注"，不可心不在焉，应当"情意纯真"，不能心存私念；更要"心意高洁"，切莫老想挣钱。

在古文中，意即情意、心意，可与精神相通。凡医者，行医之时得处处有情，不仅针下要有情，灸火亦当有情，吊打也得有情，梅花针也要有情，就是刮痧、拔罐、调药、敷药、取药、煎药也都不能无情行事。

也许有人会问，那当如何用情呢？就举煎药说吧，过去必以陶罐装药，清水泡药，炭火煎药，煎药时还需饱含深情地用蒲扇轻轻摇动，如此煎出来的药自是有情之物。可现代人煎药，大多都漫不经心，用自来水一泡，往煤气灶上一搁，做别的事情去了。结果，那药汁溢流满地，甚至熬干烧焦，有的患者遇此情景，再加水重烧，此无情之药也。

再举民间的吊洗疗法吧，本来吊洗手法在起落之间要有轻、重、缓、急之差别，在即离之间亦有怜、惜、情、爱之不同。若患者身体强健，病灶深沉顽固，即当施以重的手法，此即"实则泻之"也；若疾患属操劳过度或营养不良，则当施以比较轻柔的手法，此即"虚则补之"也。若能如此用心吊洗，即为有情之"意"也。

众所周知，博大精深的中医理论，许多精简的术语都是医学结晶，作为中医学术的人士，焉能不探究其深义？须知分析正邪的术语有：精神内守，病从安来，邪之所凑，正气必虚。治病的大纲术语有：治病求本、标本兼治、扶正祛邪、辨证施治。治病的辨证术语有：壮水之主以制阳光，益火之源以消阴翳。这些不能不说都是中医的情意术语。

其实，不仅明朝的杨继洲说过"医者，意也"，晋代的朱震亨在其《局方发挥》中也说过，而且还严厉地批评《和剂局方》的不当之处，因为他认为该书让人"据证检方，即方用药，不必求医，不必修制，寻赎现成丸散"的做法是不对的。是的，这样"病痛便可安痊"是不实的，所以朱氏指出"自宋迄今，官府守之以为法，医门传之以为业，病者恃之以立命，世人习之以成俗"的现象，是害人不浅的。并且朱氏还告诉我们，他为什么对此置疑，因为"古人以神圣工巧言医"，所以临床应变有如"对敌之将，操舟之工"。如果不能做到因时制宜，就会愧对医道，所以他当时也无限感慨地说"医者，意也"。接着还感叹地说："集前人已效之方，应今人无限之病，何异刻舟求剑、按图索骥？冀有偶然中病，难矣！"

后来清朝的外治名医吴尚先也说"医者，意也；药者，疗也"，并认为"医不能活人，虽熟读《金匮》《石室》之书，无益也，药不能中病，虽广搜橘井杏林之品，无当也"。《内经》说："知其要者，一言而终。""医者意也"的"意"，既是医家的精神，更是医家的品德！缺少了精神，是难以学医的，没有品德的人，其"白大褂"是骗钱而不是行医。

明代医家李中梓在读《素问·方盛衰论》中的"不失人情"论时，也曾很感叹地说："未曾不瞿然起，喟然叹轩岐之入人深也！"并说："夫不失人情，医家所甚亟，然戛戛乎难之矣。大约人情之类有三：一曰病人之情，二曰旁人之情，三曰医人之情。"

进而还详尽地指出："所谓病人之情者，五藏各有所偏，七情各有所胜。……有讳疾不言，有隐情难告，甚而故隐病状，试医以脉，此皆病人之情，不可不察者也。"又说："所谓旁人之情者，或执有据之论，而病情未必相符，或与无本之言，或操是非之柄，或执肤浅之见，……致瑰奇之士，拂衣而去，使深危之病坐而待亡。此皆旁人之情，不可不察者也。"

最后严厉地指出："所谓医人之情者，或巧语诳人，或甘言悦听，或强辩相欺，或危言相恐，此便佞之流也。……有腹无藏墨，诡言神授，目不识丁，假托秘传，此欺诈之流也。有望、闻、问、切漫不经心，枳、朴、归、芩到手便摄，妄谓人愚我明，人生我熟，此孟浪之流也。有嫉妒性成，排挤为事，阳若同心，阴为浸润，是非颠倒，朱紫混淆，此谗妒之流也。有贪得无知，轻忽人命，病在危疑，妄轻投剂，至于败坏，嫁谤自文，此贪悻之流也。……此由知医不真，任医不专也。"

前贤在细述完三情后，还谆谆告诫我们说："凡若此者，孰非人情？而人情之详，尚多难尽。圣人以不失人情为戒，欲令学者思之慎之，勿为陋习所中耳。"孙思邈也义愤填膺地说："一人向隅，满堂不乐，而况病人苦楚，不离斯须；而医者安然欢娱，傲然自得，兹乃人神之所共耻，至人之所不为。"

医家前贤们讲得多好，可眼下的"医家"不是忘了，就是压根儿不听。现今的医道低下到如此地步，怎不令人担忧啊。

第三章　中医内涵诸多超越

因中医自古就有"上医治国，中医治人，下医治病"的说法，所以中华历代儒家学者都有"进为良相，退为良医"的勉励。可见，中医不仅是强身健体、治病疗疾的好专业，也是修身养性、惠民强国的大学问。而且，中医的内涵还有许多超越，只要有兴趣用心领会，相信其深意定能使人终生受益。

流传千古的中医，除了有治病防病、强身健体、延年益寿的学问外，还有诸多超越医学的内涵，人若领会其丰盛理念，提高了自身的悟性能力，不仅能学有所成，还能受益于中医的奥妙理念，达到高屋建瓴、融会贯通，使自己成为智者。下面，仅将有限所知作简述共勉。

一、医、易相通

中医不单是"研究人体生理、病理，以及疾病的诊断和防治的一门科学"，它还有许多超越医学的内涵。

熟悉传统文化的人，都知道自古有"医易相通"的说法，但医易是如何相通的呢？著名易学家、中医理论家杨力教授在其所著《周易与中医学》中，提出了运动观、整体观、平衡观三大医易相通的特点。

首先，医易的运动观是相通的。中医认为生命在于运动，不仅生体健康离不开运动，肉体的内部形态也在于运动，生命的存在价值也在于运动。而周易的易字就是变化运动的意思，这种变化运动古称之为变易。

其次，医易的整体观是相通的。中医的整体观实际上也是一种圆的整体，如阴阳的相互作用，五行的生克制约，都是圆的现象，那令人叹服的中医时间医学——子午流注，更是循环论圆节律的具体反映。而周易的整体观也是圆的，那周易的太极图就是这种圆道的缩影。《易·系辞》曰："往来不穷，谓之通。"杨力教授指出："周易的运动观是一种圆的运动规律，如六十四卦是一个大圆，每卦六爻是一个小圆。"周易不仅卦象揭示出一切都充满着圆的循环，其理论也有明确的表述，

再三，医易的平衡观是相通的。中医的中和观就是调和，就是是平衡观的核心，中和的目的是就为了趋于平衡，如中医的阴阳要调和到什么程度呢？只要调和到相对平衡即可。而周易也强调平衡，杨教授指出，《周易》强调均衡、中和、及对称。如八卦及六十四卦的卦爻排列都是对等的，而中医则非常重视自然界的平衡、人体内部的平衡，以及人体内在与自然界外部之间的平衡。

此外，医易对生理现象的认识也是相同的。如《易经》认为女子的生命变化，是以七为单元来计算的。而《黄帝内经》也认为，女子到了十四岁左右（即二七），月经将要出现，到了四十九岁左右（即七七）或五十六岁左右（即八七），就接近了更年期。再如《周易》系辞上传说："乾道成男，坤道成女，乾知大始，坤作成物。"这几句话讲的也是医学上的问题。乾代表阳，坤代表阴；男人是阳，女人是阴。因为"乾知"（也就是智能的"阳施"），所以"大始"（即伟大的开始）；由于"坤作"（也就是柔顺的"阴受"），于是才有"成物"（即化生生命）。

还有，对待人生和疾病的态度都是积极的。中医对待人生和疾病的观点是积极的，这点大家都知道，所以无需赘述。《周易参同契》说："将欲养性，延命却期，审思后未，当虑其先。"又说："含精养神，通德三光，精溢腠理，筋骨致坚。"可见易学对待人生和疾病的态度也是积极的。

其实，阴阳五行是中医的基础理论，也是易经最起码的理论基础。中医所认识的生理和病理，是可调的动态平衡的阴阳机理。如：人体的阴阳失调到了一定的程度就会生病，而治疗的总法则，就是根据阴阳的盛衰状态，而采取"损其有余"或"补其不足"的方法，来对阴阳进行调整。而易经所诠译的事物，也是一种变动的可调的阴阳现象，所以易学代表人物朱子说："圣人作易以立人极。易是阴阳屈伸，随时变易，六十四卦止以阴阳奇偶写出，因依象类，虚设于此。"

易经的体用之说也与中医相通互补。学中医的人都知道"体阴用阳"的说法，但很多人不能理解"体阴用阳"的说法到底是什么意思。学易经的人都知道"先天八卦为体，后天八卦为用"的说法，但为什么"先天八卦为体，后天八卦为用"呢？这个问题就是学易之人也不一定都搞得懂。其实，将医易参合起来看就好理解了。中医的"体阴用阳"主要是针对肝脏而言的，它是说人体的阴阳如按区位来划分，那么就有前阴后阳、左阴右阳、上阴下阳之别。可是肝脏位处中焦，这"中"位是可阴可阳的，怎么办呢？所以就根据肝脏的生理特性，指出肝脏在体属阴，其运用起来的功能属阳，而易经的"天先八卦为体，后天八卦为用"也是在告诉人们说，八卦也有如中医肝脏一样有"体用"的不同奥妙，怎么说先天八卦为体呢？先天八卦不是说"戴九履一、左三右七、四六为肩、二八为足"吗？这不是"体"是什么？而"体"是属阴的，既然"先天八卦为体"也就是属阴的，因为阴是静的，不能直接为用，必须转换成功能才能发挥出动的作用，而这功能作"用"属阳，说"后天八卦为用"当然就是因为后天八卦是属阳的。一阴一阳之谓道，八卦自身有阴阳之分，先、后天之卦当然也有阴阳之分，这就是易经如同中医"体阴用阳"的道理。

瞧，处处可见两者尽然，确实是医、易相通啊。众所周知，《易经》是五经之首，而并非是算命专用的书，它更是哲学、历史、天文、地理、政治、民俗等多种学科的经典古籍。其实，中医与《易经》一样，不仅仅是诊治疾病的书，也蕴含着丰富而深髓的思想内涵。

二、医、政相似

相信很多人都知道，医、政相似的观点自古有之，因医治确实如同政治。当然，作为现代人，未闻此说的也很多。

古代持这种观点的主要是儒家，因为儒家不仅有"修身、齐家、治国、平天下"的口号和追求，还有"进为良相，退为良医"的思想准备。所以，在中国历史上，有不少君王都要求为相者要懂得医理，因为他们认为不懂得医理就管理不好国家。过去在功名的道路上，任凭多有才华，文人都得学医，所以古代文人都有积极的思想准备：要是考举得中，则争取"进为良相"；若考举不中，那就"退为良医"。

同理，我们行医之人也得反过来看这问题，因为医治也如同政治。金元时期杰出的医学家朱震亨就说过："凡药有君臣佐使，以相宜摄。"这个"君臣"的说法，当然就是从政治来的。嵇康的《养生论》也说："精神之于形骸，犹国之有君也。神燥于中，形丧于外，犹君昏于上，国乱于下也。"

最有意思的是，中医自古就有"上医治国，中医治人，下医治病"之说。这是什么意思呢？当然是说中医不仅是用来治病的，还可以用来治理国家，帮人建立健康的人生观。

其实，熟悉中医历史的人都知道，那个"扁鹊见齐桓公"的故事，并不是单纯地反映了一个患者因自以为是而导致"病入膏肓"的医学教训。其中所隐含的另一层深义，乃是对君王因"讳疾忌医"而最终导致国家灭亡的一种沉痛的政治隐喻。

《道德经》说："上善若水，水善利万物而不争，处众人之所恶，故几于道矣。"翻译成现在的话就是：高等的善就像水一样，能给万物好处而不向万物索取，甘愿处在低下的位置，所以接近于道了。这其中的道理就有政治的含意，意思是说，为政要清平，办事要圆通，行动要合宜，相处要无争。

孔子也说："道之以政，齐之以刑，民免而无耻；道之以德，齐之以礼，有耻且格。"又说，"君子务本，本立而道生""不仁者，不可以久处约，不可以长处乐。"孔子的一席话，指出了儒、道、政之间的关系。

事实上，中医的第一本经典古籍《黄帝内经》这个书名，就已经把其中的道理告诉我们了。因为黄帝是君王，是政治的象征，一本医学的书，却冠以"黄帝"二字，这不明明是在告诉人们：《内经》也是君王治理国家的经书么。

三、医、武相联

医家讲究修身养性，但若能爱好习武，使身体强健，则更有利于提高医术。因为医家要终生治病救人，那么自体就要强健才行，因此，通过习武来强身健体，也成了医家的良好遗风。古代医家不仅自己习武练功，还不乏将武学气功融会贯通起来，那流传千古的华佗"五禽戏"就是一例。20 世纪 50 年代，由北戴河传向全国的真气运行法也是一例。还有，流传于民间的床上八段绵等功法也都是佐证。

其实，医家用药如用兵。徐大椿说："圣人之所以全民生也，五谷为养，五果为助，五畜为益，五菜为充，而毒药则以之攻邪，故虽甘草、人参，误用致害，皆毒药之类也。"他在这里提出了"五谷为养，百药攻邪"的观点，所以他认为"虽甘草人参，误用致害，皆毒药之类也。"并接着指出"好服食者，必生奇疾，犹之好战胜者，必有奇殃"。因为"兵之设也以除暴，不得已而后兴；药之设也以攻疾，亦不得已而后用。其道同也"。这是何等高明的见解啊！

又说："故病之为患，小则耗精，大则伤命，隐然一敌国也。以草木之偏性，攻藏腑之偏胜，必能知彼知己，多方以制之，而后无丧身殒命之忧。是故传经之邪，而先夺其未至，则所以断敌之要道也。"这高见真是用药如用兵！

他还常运用孙子兵法来治病，如他曾经这样说过："横暴之疾，而急保其未病，则所以守我之严疆也。"又如："一病而分治之，则用寡胜众，使前后不相救，而势自衰；数病而合治之，则并力捣其中坚，使离散无所统，而众悉溃；病方进，则不治其太甚，固守元气，所以老其师；病方衰，则必穷其所之，更益精锐，所以捣其穴。".

又说："若夫虚邪之体，攻不可过，实邪之伤，攻不可缓。"徐大椿确实精通兵法，所以他告诉我们说："孙武子十三篇，治病之法尽之矣。"说得多好啊，凡愿为良医者，若肯抽挤时间，静下心来细细品读上文，定会发现，这是用药如用兵的学说。

同理，武家也多有人研医。武家何以要研医呢？因为习武之人若想练达上乘武功，就得习练并掌握贯通经脉、启闭穴窍的本领，欲练成此番能耐，就必须要通晓经络学的医学知识，如此始能终臻武学之上乘。

此外，习武之人还难免跌打撞伤，若不研医焉能自救？更何况有时也需要救助亲人好友，因为武家也都有亲友同伴。也许这也是医、武难分家的道理之一吧。

四、医、道相生

医家大多都讲究精神，懂得修身养性，又有积极的世界观，自然利于提高医术。"大医治病，必当安神定志，无欲无求。先发大慈恻隐之心。"这是孙思邈《大医精诚》中的名言。须知孙思邈的这些话，既是流传千古的医家警句，也是道家的思想，因这位著名的孙真人乃是医、道兼修的唐代医学大师。

据记载，孙思邈隐居陕西境内的秦岭太白山中，当时的朝廷曾下令征孙思邈为国子监博士，被他拒绝了。当年孙思邈在太白山研究道家经典，同时也博览众家医书，研究古人医疗方剂。他选择了"济世活人"作为他的终生事业，为了解中草药的特性，他走遍了深山老林。孙思邈还十分重视民间的医疗经验，不断积累走访，及时记录下来，终于完成了他的不朽著作《千金要方》。唐朝建立后，孙思邈开始接受朝廷的邀请，与官府合作开展医学活动。公元659年，他完成了世界上第一部国家药典《唐新本草》。公元682年，孙思邈无疾而终。

颇有意思的是，《道德经》中也有"知不知上，不知知病，夫唯病病，是以不病"的深刻名言，这个中的语意是：有智慧的人，能谦卑地认为自己无知，这才是上等的智者。无知者往往觉得自己很有智慧，殊不知这是一种毛病。唯有懂得这种毛病的人，才会不犯这种毛病。

这名言与中医倡导"防范于未然"的道理一样，养生不是消极地等生病后才进行治疗，应当更为重视的是"不治已病治未病"。《丹溪心法》亦曰："与其救疗于有疾之后，不若摄养于无疾之先；盖疾成而后药者，徒劳而已。……此圣人不治已病治未病之意也。"这也是"不治为中医"的阐释。可见，医、道确是相生的。

五、医理渗透道、儒、释、武

前面说过，医家为了修身养性和提高医术，大多都兼具道、儒、释、武精神，反过来也一样，就是医理也渗透在道、儒、释、武中，因为他们中有许多高人懂得兼修医学。

道家皆善医这是众所周知的事实，如道家的代表人物葛洪，他既是道教理论家又是医学家。他说："却恶卫身，常如人君之治国……故一人之身，一国之象也……故知治身则能治国也。"又说："夫爱其民所以安其国，养其气所以全其身。民散则国亡，气竭即身死……是以圣人消未起之患，治未病之疾，医之于无事之前，不追之于既逝之后。"（《抱朴子·地真》）

前面说过，"进为良相，退为良医"是儒家的思想准备，要想"退为良医"，当然就得兼修医学，否则是不可能的。所以《中庸》有："喜怒哀乐之未发谓之中，发而皆中节谓之和。中也者，天下之大本也；和也者，天下之达道也。致中和，天地位焉，万物育焉。"须知这"喜怒哀乐""中和"之说都是医家学说呀。

在佛家中也有不少是既研医又习武的，因为他们讲修持，要修身养性当然就得兼习医道。佛教有一本的经书叫《楞伽经》，该书的跋里有这样一句话："经之有《难经》，句句皆理，字字皆法。"须知《难经》是医家必读之书，由此可见佛教也喜欢中医的《难经》。正如张介宾在其《类经》序文中所说的道理一样："亦岂知《难经》出自《内经》，而仅得其什一！《难经》而然，《内经》可知矣。"

中华武术，源远流长；传统中医，博大精深，二者经常融会贯通，相得益彰，大医学家往往也是大武术家。众所周知，华佗发明了中华武术的鼻祖"五禽戏"。唐代孙思邈亦精通武术，曾运功以一指点穴法治愈大将尉迟敬德的肩痹风。南宋末年，全真教有全真七子的传说，其中又以丹阳子马钰与长春子丘处机最为突出，而针灸学上著名的"马丹阳天星十二穴主治杂病歌"，即为丹阳子马钰所撰；而长春子丘处机，后来还担任成吉思汗的医疗健康顾问呢。

说到"马丹阳天星十二穴主治杂病歌"，就提到了武术与针灸，还有一位宗师黄石屏先生也值得一提。20世纪80年代，曾经有一部介绍中国针灸的电影叫《魔针》，里面的主人公就是黄石屏。既然号称"魔针"，那他究竟"魔"在何处呢？在那电影里，"窃国大盗"袁世凯苦患头风，诸医束手，后得清状元张謇引荐，请金针黄石屏前往。袁没想到的是，黄石屏一到则先索银元两万方为其诊治，袁虽怒却无策，只得应承。只见一针甫下，头痛立止。袁大喜过望，题以"一指回春"匾额相赠，又奉银元四万谢为诊金，而石屏将此钱悉数赠与张謇用于创办实业，振兴民族，此事迹亦足显名医风范仁爱也！此案在黄石屏弟子合肥方慎庵所著《金针秘传》中有所记载。而张謇之体，亦为病疾苦扰多年，一说风瘫，一说腿痹，虽莫衷一是，但神奇皆然，也是得到黄石屏金针度治，方为痊愈。此外，黄石屏还用金针治愈了德国妇女黛利丝腰间碗大的赘疣，更有甚者，还说其治愈过慈禧太后的腰病。黄公之平生事迹，民间流传亦甚广，文献记载亦丰，绝非妄语虚言也。那黄公针术，缘何如此神奇，秘密就在于，黄公之身除针灸学家以外，同时还是一个大武术家、大气功师，他将武术、气功结合运用于针灸之中，所以能收到事半功倍的效果。

综上所述，中医有许多超越医学境界的情操大德。

六、医家名言振聋发聩

历代医家难能可贵的伟大见解有很多，如天人合一的名句在《灵枢·顺气一日分四时》里有："春生夏长，秋收冬藏""夫百病者，多以旦慧、昼安、夕加、夜甚"。在《素问·四气调神大论》里有："四时阴阳者，万物之根本也。"在《素问·宝命全形论》里有："天覆地载，万物悉备，莫贵于人。"《素问·举痛论》的认识有："善言天者，必有验于人；善言古者，必有合于今；善言人者，必有厌于己。"此外，"夫人禀五常，因风气而生长，风气虽能生万物，亦能害万物，如水能浮舟，亦能覆舟。"这是汉·张机《金匮要略·脏腑经络先后病脉证》的文笔。"人是小乾坤，得阳则生，失阳则死。"是明·张介宾《类经附翼·大宝论》的心得。"天地之理，有开必有合；用药之机，有补必有泻。"是清·程国彭《医学心悟·论补法》见解。"人生如天地，和煦则春，惨郁则秋。"是清·程杏轩《医述·医学溯源》的字句。

提倡养生预防病变的有："不治已病治未病，不治已乱治未乱。"（《素问·四气调神大论》）"虚邪贼风，避其有时，恬惔虚无，真气从之，精神内守，病安从来。"（《素问·上古天真论》）"邪之所凑，其气必虚。"（《素问·评热病论》）"正气存内，邪不可干。"（《素问·刺法论》）"夫治未病者，见肝之病，知肝传脾，当先实脾。"（汉·张机《金匮要略》）"上医医未病之病，中医医欲病之病，下医医已病之病。"（唐·孙思邈《备急千金要方·诊候》）

讲究医德医风的有："夫医者，非仁爱不可托也；非聪明理达不可任也；非廉洁淳良不可信也。"（晋·杨泉《物理论》）"人命至重，有贵千金，一方济之，德逾于此。"（唐·孙思邈《备急千金要方·序》）"凡大医治病，必当安神定志，无欲无求。""医人不得恃己所长，专心经略财物。"（唐·孙思邈《备急千金要方·大医精诚》）"业医者，活人之心不可无，而自私之心不可有。""未医彼病，先医我心。"（宋·刘昉《幼幼新书·自序》）"凡为医道，必先正己，然后正物。正己者，谓明理以尽数也；正物者，谓能用药以对病也。"（南宋《小儿卫生总微论方·医工论》）"人身疾苦，与我无异。凡来请召，急去无迟。"（明·江瓘《名医类案·医戒》）"（医）勿重利，当存仁义，贫富虽殊，药施无二。"（明·龚廷贤《万病回春·云林暇笔》）"望闻问切宜详，补泻寒温宜辨。"（明·李中梓《医宗必读·行方智圆心小胆大论》）

上述历代名医的见解是何等的可贵，下面还有许多振聋发聩的内容更值得我们铭记。

（一）中医不仅只是治病的方术

晋代皇甫谧在《甲乙经》序中指出："其论皆经理识本，非徒诊病而已。"说得多好，中医并非仅是为了诊治而已。明代张介宾也曾明明白白地告诫我们说，中医"岂直规规治疾方术已哉"。

著名医学家张介宾还在其《类经》序中盛赞《内经》道："其文义高古渊微，上极天文，下穷地纪，中悉人事。大而阴阳变化，小而草木昆虫，音律象数之肇端，藏府经络之曲折，靡不缕指而胪列焉。大哉至哉！垂不朽之仁慈，开生民之寿域。其为德也，与天地同，与日月并，岂直规规治疾方术已哉？"好一个"上极天文，下穷地纪，中悉人事"，从高处看，《内经》理论确实览括了天文、地纪、人事；从细处看，所谓"大而阴阳变化，小而草木昆虫，音律象数之肇端，藏府经络之曲折"，中医确实超越了医学的思想境界；那"靡不缕指而胪列焉"的意思是：无须一一列举。

清代赵学敏的《串雅》序有这样一段文字："今之乘华轩、繁徒卫者，胥能识证、知脉、辨药，通其元妙者乎？俨然峨高冠，窃虚誉矣。今之游权门、食厚奉者，胥能决生死、达内外、定方剂，十全无失者乎？俨然踞高座，侈功德矣。是知笑之为笑，而不知非笑之为笑也。"

拥有丰富信息的现代人，为什么经常有人反对中医呢？是眼光短浅吗？只要领会了上述赵学敏的《串雅》序，就会恍然大悟：条件一好，生活变得高枕无忧了，连民生死活都搞不清楚，哪会明白养生、识证、知脉的道理呢？

（二）历代名医严厉批评庸医

汉代医家张仲景在《伤寒论》序中说："怪当今居世之士，曾不留神医药，精究方术……但竞逐荣势，企踵权豪，孜孜汲汲，惟名利是务；崇饰其末，忽弃其本，华其外而悴其内。……痛乎，举世昏迷，莫能觉悟，不惜其命。"这是批评病急乱求医的庸人。

接着又说"观今之医，不念思求经旨，以演其所知，各承家技，始终顺旧。省病问疾，务在口给，相对斯须，便处汤药。按寸不及尺，握手不及足，动数发息，不满五十。……明堂阙庭，尽不见察，所谓窥管而已。夫欲视死别生，实为难矣！"这是批评草菅人命的庸医。

古代名医的批评，仿佛也是针对现代医学界弊端现象一样。事实上，现代医学科学在进步的同时，其德操却出现了不少退变现象。

两千多年前的《内经·素问》就曾严厉地批评过庸医："诊不知阴阳逆从之理，此治之一失矣。受师不卒，妄作杂术，谬言为道，更名自功，妄用砭石，后遗身咎，此治之二失也。不适贫富贵贱之居，坐之薄厚，形之寒温，不适饮食之宜，不别人之勇怯，不知比类，足以自乱，不足以自明，此治之三失也。诊病不问其始，忧患饮食之失节，起居之过度，或伤于毒，不先言此，卒持寸口，何病能中，妄言作名，为粗所穷，此治之四失也。"上面这段文字，就是后人称为"徵四失论"的主要内容。

朱震亨也说："自非尽君子随时反中之妙，宁无愧于医乎？今乃集前人已效之方，应今人无限之病，何异刻舟求剑、按图索骥？冀有偶然中病，难矣！"（摘自《局方发挥》）

汪廷珍就更不客气了，他指出："世之俗医遇温热之病，无不首先发表，杂以消导，继则峻投攻下，或妄用温补，轻者以重，重者以死。幸免则自谓己功，致死则不言己过。即病者亦但知膏肓难挽，而不悟药石杀人。父以授子，师以传弟，举世同风，牢不可破。脏腑无语，冤鬼夜嗥，二千余年，略同一辙，可胜慨哉！"（摘自《温病条辨》叙）

难怪南朝文帝萧刚说道："天地之中，惟人最灵，人之所重，莫过于命。"可是"理疾者众，必孟浪酬赛，误人者多，爱人者鲜"（摘自医古文《劝医》篇）。

张介宾在《类经·序》中也说："奈何今之业医者，亦置《灵》《素》于罔闻，昧性命之玄要，盛盛虚虚，而遗人夭殃，致邪失正，而绝人长命。"

上述这些对庸医的批评，真是入木三分，静心聆听，无不令人振聋发聩！

第四章　中医八卦与现代染色体

中国是医药文化最早发祥的国家之一，且一脉相承从未中断，有文字可考的医学史有五千年左右，其中医科学也因此成为历史最为久远的一门科学。正如上章所阐述，中医理念是超越医学的，其体系庞杂，理论丰富，所衍生出的技术方法多种多样；其发展脉络历历在目，原始文献丰富翔实，形成了有东方文化特色的独特理论体系。

早在远古时代，我们祖先在与大自然做斗争的过程中创建了原始医学。虽然这远古时代的医学没有文字记载，但通过文物考古研究和民间的传说故事，人们可以推测和想象当时尚处茹毛饮血时代的人类，如何与疾病做斗争。那时候的人类，大都是根据经验治病防病的，而那时期创建的医学知识都归属于若干古贤人，如伏羲创立了八卦，燧人氏教会老百姓熟食，神农尝百草创建了医学，这些传说故事，在过去是妇孺皆知的。

第一部医学著作《黄帝内经》，就是假托了黄帝的名字以及他手下的岐伯、伯高、鬼臾区等臣子著述的，传说是他们当时进行了大量的医学研究讨论而总结的。当然，那时期还有巫彭为代表的一系列巫师，传说他们也是第一批医生。无论传说如何，不能否定的是，中医并非起源于一时一人，而是劳动人民在长期生产劳动中逐渐创建的结果。

在夏、商、西周时期，医巫还是并存的，但中医已形成了医学的雏形。至春秋战国之际，是中华学术界百家争鸣、百花齐放的时期，医巫开始分离，医学具有更显明的科学性、实用性和理性，占据了医疗事业的主导地位，临床医学的分科已现端倪，趋于专业化，扁鹊就是这一时代的名医。扁鹊，又名秦越人，据说他治好了虢国太子的尸厥，并因此被世人认为能够起死回生。扁鹊见蔡桓公的故事更说明了扁鹊的望诊技术出神入化。中医学的经典之作《难经》

就相传为秦越人所作，但一般认为这和《黄帝内经》一样，也是假借古人之名而已。

在此不得不提的是，中国早期认识事物的思想基础是来源于《易经》的，那时期，古人将一切事物均纳入阴阳的轨道。《易经》对后世的哲学、社会、堪舆、天文、地理、医学……都具有重要和直接的影响。因此，中国古代的医学理论认为，人体的阴阳要保持中和才会取得平衡不会生病，若阴阳失衡，则疾病必来。

中医大夫有"持中守一而医百病"的说法，意即身体若无阳燥，又不阴虚，一直保持中和之气，则会百病全无。所以，"尚中"和"中和"是中医之"中"的真正含意。

可见，如同前面所讲，医、易是相通的。本人在1991年研究人体染色体时，在参照易经八卦探索时发现：八卦的图像里也含有人体染色体的信息。

一、先从八卦的"太极鱼"说起

在八卦太极图的中间，有一个太极鱼（阴阳鱼），这太极鱼乃是八卦图的核心符号。须知，这太极图绝不是古人为了好看而设计的装饰图案，事实上，八卦图乃古人著述《易经》的重要图谱，所以在整部《易经》中，太极鱼都有着极其重要的地位和意义。

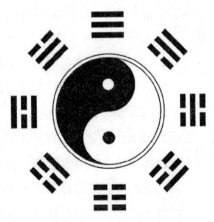

附图1　八卦太极图

然而，喜欢研究太极图谱的玩家高手，都把它当作一种玄乎的东西来看待，故太极鱼和卦爻符号一般都成为命理学的奥妙图谱，所以大多都没有从科学的角度去研究它。

其实八卦太极图的构成不仅有玄机，也不仅是一种哲学理念，我们发现它还是简化而深刻的人体奥秘图谱。八卦的内涵也是全息的，且具有双向反映功能，既能反映过去，也能反映未来；既能反映宏观世界，也能反映微观世界。当然，反映宏观世界方面的事物是不胜枚举的，反映微观方面的事物，相对会少些。

须知，由太极鱼构成的"圆"，若从哲学的角度看，那首尾交连的 S 形黑白体，则表述了事物既对立又统一的互根情景，以及渐次向对立面发展的消长转化状况，同时还包含了时空变量参数；而那小小的"鱼眼"，则巧妙地图解了互为对立的阴阳，其中既有相互包容的含义，又有无穷尽可分的深意。

若从天文学的角度看，它很形象地描绘了宇宙天体的形态，又很生动地演示了事物静中寓动、动静相生的内容。

若从艺术的角度看，那柔美且富有韵律的 S 形线条，艺术地演示出力与美的辩证关系。

若从生物学的角度看，那雌雄相抱，形如蝌蚪的"鱼形"，不正是生命的最初形态吗？可见，这"鱼形"乃是生命的最初形态，也是本节所要阐述的重要内容，因为八卦中的"太极鱼"也是全息的。

在中医传统理论中，经常有运用八卦阐述医理的内容，如下面这段来自《疡医大全》卷三十一的歌诀，就是八卦面部歌诀。

乾宫属大肠，稠密背受秧，粪门多痒塌，宜服保元汤。
坎宫属肾水，稠密阴疔起，肾俞似火烧，七日子时亡。
艮宫属胃经，梅花甚不仁，若加紫黑色，八日寅时阴。
震宫乃属肝，宜大不宜三，如品如串样，十四午时丧。
巽宫属小肠，稀疏宜带黄，若还梅品赤，淋秘还不妨。
离宫属心火，蚁形甚不可，四肢无容针、遍身无你我。
坤宫属命门，生死在其中，稠密终不好，疏朗决无凶。
兑宫属肺金，虽多我不惊，若还无空地，胸背反相因。
中央戊己土，稠密两腿苦，若还倒塌去，两脚莲花舞。

此外，中医的手掌人体关系图也与八卦布局有关，如下图：

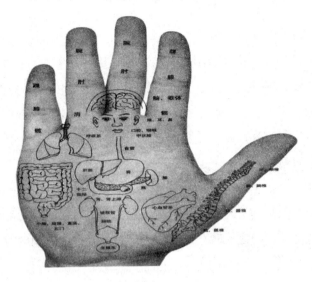

手掌人体关系八卦图

1973 年，内蒙古的医学人士张颖清提出的"生物全息律"，得到了学术界的共识。1991 年，笔者在研究太极图过程中，经常觉得那首尾交连的"阴阳鱼"，与生命形态有关，因那雌雄相抱的"蝌蚪"太极图，仿佛就是人类精子的美化图形。后来本人在研究染色体时，又发现人类核型显微摄影中的 X、Y 染色体形态与八卦的卦爻形态很是相似。

于是，本人开始用心地将二者进行对照研究，结果发现：八卦与染色体确有许多共性，八卦的部分象数，还能反映染色体的部分数字特征。愿有兴趣的同道能共同探讨，并望医、易界有兴趣的专家也一同探究。

二、染色体性别与八卦阴阳相似

20 世纪下半叶以来，生物化学发展的显著特征是分子生物学的崛起。

1953 年，有人提出了 DNA 双螺旋结构模型，此后，对 DNA 的复制、RNA 的转录，以及蛋白质合成的过程进行了深入的研究，提出了遗传信息传递的中心法则。1977 年，人类第一个基因被克隆。1990 年，基因的治疗也正式进入了临床实验阶段。

我国对生物化学也曾有过贡献，早在欧洲之前，我国就有运用生物化学知识和技术的先例。如《论语》中孔子曰"不得其酱不食"，这说明在周朝已广有食用酱，制酱须将谷物发酵，其实发酵就已是食品工业化的发端。

我国古人对人类生命奥秘的探求，曾采用过两种不同的观察方法，就是整体观察法和直接观察法。整体观察法就是在观察人体的过程中，运用整体观念进行的。所谓直接观察法，就是用解剖方法直接观察人体。

譬如，在《灵枢·经水》里就有这样的记载："其死可解剖而视之。"自从有了解剖方法的帮助，不但了解了形态，而且也增强了对功能的认识，所以《内经》还有"心主身之血脉"的见解。可见，我国当时的解剖方法，居世界领先地位。

大家知道，从上述八卦太极图中可以看出，八卦每卦三爻。爻的符号只有两种，一种是阳爻，其符号为"—"；一种是阴爻，符号为"- -"。由这两个基本符号组合成结构不同的八种卦象：乾、坎、艮、震、巽、离、坤、兑，共八个卦。

为了便于表述，本文且将阳爻符号"—"，称作"连"，将阴爻符号"- -"，称作"断"。阳爻有几个"—"就叫几连，如一个就叫一连，二个就叫二连，三个就叫三连。阴爻符号"- -"因有两节，所以一个就叫两断，二个就叫四断，三个就叫六断。

在八卦中，男女性别是用阳卦和阴卦来区分的。阳卦代表男性，阴卦代表女性。所以，八卦有四阳卦和四阴卦。

四阳卦：乾☰、震☳、坎☵、艮☶，分别为父、长男、中男、少男；

四阴卦：坤☷、巽☴、离☲、兑☱，分别为母、长女、中女、少女。

本人在研究中发现，染色体的形象、基数、比例等，与这些八卦卦爻的形象存在诸多相似之处。

请看下面的附图2：

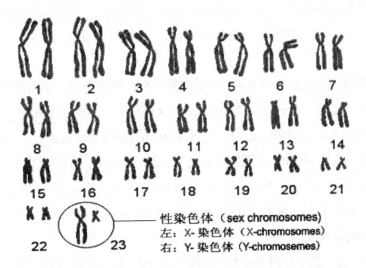

附图二　染色体配对

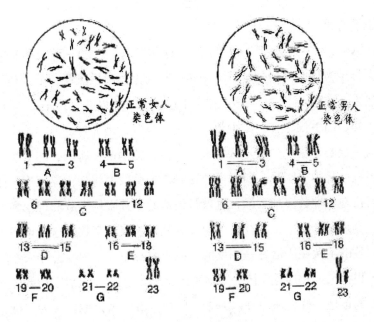

附图二　染色体编号

请注意上面两张图，上方图为各对染色体的配对，下方图是染色体的编号。这里有必要交待的是，古人定四阳卦为阳，定四阴卦为阴，其定阴阳的依据原因有二：

一是因为古人在八卦理论中提到奇数为阳，偶数为阴。如系辞曰："天一地二，天三地四，天五地六，天七地八，天九地十。"这意思就是：1、3、5、7、9奇数为天数，属阳；2、4、6、8、10偶数为地数，属阴。

二是古人在河图的生成数理论中，也是奇数为阳，偶数为阴的。如"天一生水，地六成之；地二生火，天七成之；天三生木，地八成之；地四生金，天九成之；天五生土，地十成之"的说法。据此，我们不妨考察下面四阳卦与四阴卦卦数的奥秘就会明白。

其一：乾（☰）卦的卦象有三"连"，三乃奇数，属阳，没有错；震（☳）、坎（☵）、艮（☶）的卦象都是一"连"四"断"，一加四得五，五也是奇数，属阳，也没有错。坤（☷）的卦象有六"断"，六为偶数，属阴，没有错；巽（☴）、离（☲）、兑（☱）的卦象都是二"连"二"断"，二二得四，四也是偶数，属阴，也没有错。

其二：因为多数必须要服从少数，这是普遍存在的一种天然现象，如太阳系九大行星为什么都会围绕着太阳转呢？因为太阳虽然仅一个，但它却属阳，行星虽然多，但都属阴，由于多数必须服从少数，所以九大行星要围绕太阳转。人类也一样，国王仅一个，是少数，国民有很多，是多数，但国民必须顺从国王，因为多数必须服从少数。八卦也是这样，乾刚健，属阳，坤柔顺，属阴，阴阳的关系就是阳施阴受，所以反映在卦爻的爻数上就是：乾三连，坤六断，乾数少而行健，坤数多却柔顺，这就是天然的多数服从少数的现象和道理。当然，在人类现实社会中，往往有人会说少数必须服从多数，这种现代生活的说法与阴阳数的主次顺服恰好是相反的，但研究卦象，必须要遵守天然的定式。

古人根据天人相应论，认为天地阴阳交感化生万物，就跟父母"阳施阴受"孕育子女的道理一样，所以在八卦中，乾坤二卦代表天地，又为父母。

乾阳☰，初与坤阴☷交，得长男震☳，次与坤交，得中男坎☵，再与坤交，得少男艮，由于震、坎、艮都是一连四断，"连"为阳，"断"为阴，多数的阴，服从于少数的阳，故震、坎、艮皆为阳卦。

而坤阴☷，初交乾☰，得长女巽☴，次交乾，得到中女离☲，再交乾，得少女兑☱，巽、离、兑都是二连二断，因"连"大而量多，"断"小而量少，多数的阳，服从于少数的阴，故而巽、离、兑皆为阴卦。

现代生物化学告诉我们，生物体是由许多物质按严格的规律构建起来的，生物构件分子的种类不多，在一切生物体内都是一样的，但由于每个生物大分子中构件分子的数量、种类、排列顺序和方式不同，而有不同的一级结构和空间结构，从而有着不同的生物功能。

请注意，这里说生物的不同功能，与生物分子的排列顺序和方式不同有关，这现象就与我们中国传统的八卦是由卦象排列顺序不同而构成的一样。有意思的是，在我们中国传统的八卦理论中，有关人体的内容是很多的，这点只要有研究过八卦的一般都会知道。下面想说的，只是本人所发现的人类染色体结构与八卦卦爻结构相似的有关内容。

细胞生物学的研究表明，表现生命现象的结构和功能单位是细胞。细胞由细胞膜、细胞质和细胞核组成。细胞核是遗传信息的储存、复制和转录的主要场所。细胞核内含有核液、染色体（或染色质）和核仁。

所谓染色体，是细胞核内易被碱性染料着色的丝状或棒状小体，必须用显微镜才观察得到。这是决定眼睛颜色、皮肤颜色及其他身体上一切特征的遗传因子，是遗传的主要物质基础。

自从 1883 年欧洲科学家贝奈宁发现了它们以后，又经许多生物学家，历数十年的研究才被证实，并终于揭开了其中的诸多奥密，尤其是近年基因测序工作完成所取得的成果。

三、八卦形象与染色体 XY 相同

下面仅将染色体的 XY 图谱与八卦男女卦象活变图进行对照。

染色体的科学研究证明，人体细胞内有 46 个染色体。按大小、次序递减配对，共配成 23 对，并将其编号、分组，排成七个易区分的群组。

染色体可分为两类，有关性别决定的称为"性染色体"，其余称为"常染色体"。"性染色体"只有一对，"常染色体"有22对。

男性的性染色体大小形状不同，小的称为Y染色体，大的称为X染色体。女性的性染色体是两个形态相同的X染色体，其图象可参见上面的附图2。

《系辞》说："神无方而易无体。"这是《周易》的活化思想。据此，我们大胆地将卦中等长的两断"--"与等长的两连"＝"配对并交叉起来，即变成×，不过，这时应要注意的是，由较短的断"--"交叉而成的×，相对也较小，由较长的连"＝"交叉而成的×，相对也较大。将其全部配对后，若有剩余单个的连"—"，就把它斜放成／。

我们将八卦的所有卦爻符号，按照上述办法，统一改造成新形的符号，并略做一些技术处理，即将不需要的相同的×形符号去掉，再将／形符号排在后面，这样，我们就得到下面这样的卦爻形象图和XY结果：

乾☰ 变为 × ／ 整理为 × ／

四震☳ 变为 ×× ／ 整理为 × ／
阳
卦坎☵ 变为 × ／ × 整理为 × ／

艮☶ 变为 ／ ×× 整理为 × ／

坤☷ 变为 ××× 整理为 ××

四巽☴ 变为 ×× 整理为 ××
阴
卦离☲ 变为 ×× 整理为 ××

兑☱ 变为 ×× 整理为 ××

从上面这些新形态的八卦符号来看，其形状与染色体已经很相像，至少有如下四点相似的地方：

1.新形态的八卦符号与染色体形状相似。下面这张染色体图像，就是取象于显微镜下观察到的染色体形状，是一种本质性的形状。而八卦的符号，是"远取诸物，近取诸身"的产物，也是一种本质性的描述。二者之间是本质与本质的照面，所以必然相通。

2.新形态的八卦男女性别符号与染色体男女性别形态一致。在染色体中，决定男性的性染色体呈 XY，决定女性的性染色体呈 XX。在新形态的八卦符号中，代表男性的符号也是 ×／，代表女性的符号也是 ××，二者确是非常相似。

3.新形态的八卦男女性别符号与染色体男女性别形态大小对应。体细胞中的染色体，有大有小，而由"两断"或"两连"交叉而成的八卦新符号"×"也有大小差别。

4.新形态的八卦形态与染色体形态相像。八卦卦爻的原形态，阳爻—是连而不断的形态，阴爻 -- 是断而不连的形态。

染色体的形态与这情况很相像，请看下面附图 3 的染色体形象图，以及经显带技术处理后的染色体图表。

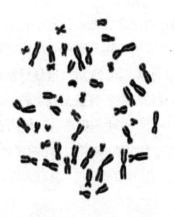

附图 3 染色体形象图

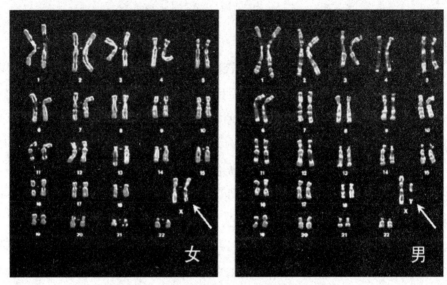

附图3　经显带技术处理后的染色体图表

四、八卦对数与染色体对数吻合

八卦是全息的。细胞是一个高度完整的体系，含有全部的遗传密码，也就是说具有生命的全息。

这两个全息系统既然已有上述相通，肯定还有不少其他方面的对应，我们顺着这条思路继续逆向推导，看看还有哪些本质的联系吧。

人体细胞共有46个染色体，共23对，这显然是重要的本质特征，在八卦中是否也有这一重要的本质特征呢？答案是肯定的。

八卦符号的每一连"—"和每一断"－－"都代表一个染色体，那么，八卦共有十二连"—"，和二十四断"－－"，此两项合计，已是36数，虽然还不足46之数，不过请别忙，因为系辞曰："易有太极，是生两仪，两仪生四象，四象生八卦。"

这就是说，八卦是太极历三变而成的，必须将太极、两仪、四象、八卦合起来看，才是一个完整的整体，才具备全息，毕竟染色体是显微镜下观察到的直观的东西，而八卦是抽象的符号。

如果仔细观察了后面的附图 5，就会发现八卦图中，除了八个卦象，还包含太极（圆）、两仪（阴阳鱼）、四象（两断与两连四个阴阳单位），它们合起来才是完整的整体，请看八卦全息爻象图（附图 5）。

若想进一步了解其相互间的关系，再请看后面的伏羲八卦次序图（附图 4），一定会一目了然。

如果我们将先天八卦图（见附图 1），和伏羲八卦次序图（见附图 4）合并起来，就会糅化成一个新图，我们称之为"八卦全息爻象图"（请看后面的附图 5）。

通过八卦全息爻象图，我们可以清楚地看到，一共有四层爻象，将上述四层爻数相加，即八卦加四象，再加两仪，再加太极，其阴阳爻数就是 64。

公式如下：12+24（八卦层）+2+4（四象层）+1+2（两仪层）+1（太极层）= 46。

也许有人还看不明白，会问 12+14 是什么意思呢？答：就是八卦全息爻像图中八卦层的十二"连"与二十四"断"。

那后面的 +2+4 是怎么回事呢？是四象层中有二"连"与四"断"。

那 +1+2 呢？是两仪层中的一"连"与两"断"。

不用说，最后面的 +1，就是太极层中的"圆"，因其混沌为一。

现在应当明白了，看，不多也不少，正好也是 46 之数，与染色体之 46 数相吻合。

须知，在人体 23 对染色体中，有 22 对都是常染色体，只有最后一对才是性染色体。特有意思的是，这现象在八卦中也一样。

根据上述"卦爻等长配对"原则，其中，共有 30 个"断"和 15 个"连"，30"断"可配成 15 对，15"连"可配成 7 对，还剩余 1"连"，这样，15 对加 7 对共得 22 对，也正好对应于 22 对常染色体。

剩余的 1"连"，先将其斜放成 ╱，最后那形态相同的黑白二体之太极鱼可表示为 ╳，二者放在一起正好是 ╳ ╱，正与性染色体 XY 对应。这是偶然巧合还是必然联系？值得我们继续研讨和思考。

下面是先天八卦图、伏羲八卦次序图、八卦全息爻像图：

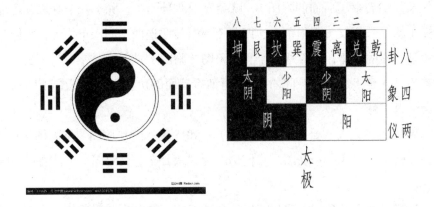

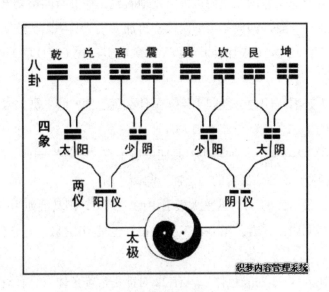

图 1　太极两仪四象八卦

五、八卦也有群组、密码和裂变信息

染色体有七个组。根据染色体大小递减的次序和着丝粒的位置，其 23 对染色体共排成七个容易区分的群组。

在染色体图中，编号 1 至 22 对是常染色体，最后一对是性染色体。编号 1

至 3 为 A 组，4 至 5 为 B 组，6 至 12 为 C 组，13 至 15 为 D 组，16 至 18 为 E 组、19 至 20 为 F 组、21 至 22 以及 XY 为 G 组，共七个组。

请参看下面染色体图：

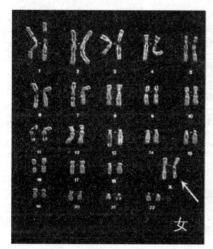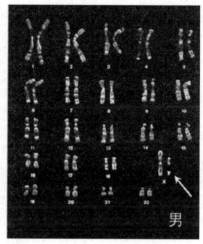

染色体图表

八卦也有七个组。八卦两两相重，即成六十四卦，六十四卦用伏羲阴阳次序图来表示的话，共有七个层次，也就是七个组。

这七个组是：太极、两仪、四象、八卦、十六卦、三十二卦、六十四卦。

请参看下面先天六十四卦次序图：

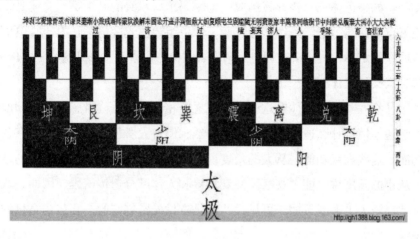

先天六十四卦次序图

染色体有密码。染色体主要由脱氧核糖核酸（DNA）与蛋白质组成，三个核苷酸构成一个密码子。分子遗传学家一致认为，遗传信息是包含在DNA的A、T、C、G四个碱基所组成的密码内。而且，遗传信息是通过DNA的转录而传递RNA的。RNA的密码与DNA相同，不过RNA的密码由A、U、C、G四个核苷酸组成。四个核苷酸中，任意2个联在一起，构成传递遗传信息的一个密码子。用算式计算：$4 \times 4 \times 4 = 64$ 密码子共64个。

八卦也有密码。《易经》能传递万事万物信息，但卦的构成，是三爻成一卦，而且卦是由四象（即老阴、少阳、少阴、老阳）中的任意三个爻象组合成的，这跟染色体三个核苷酸构成一个密码子很相似。八卦两两相重、组成八八六十四卦，恰好也与64个密码子相对应。

更有意思的是，八卦也有裂变现象。瞧，太极生两仪（一分为二），两仪生四象（二分为四），四象生八卦（四分为八），八分为十六，十六分为三十二，三十二分为六十四……八卦的这种裂变现象，不是跟细胞裂变现象一样吗？

上述例举的八卦与染色体相对应的诸现象绝不是巧合，乃是本质与本质的相通，可见，只要继续研究下去，还会发现更多的相通，甚至还有可能用八卦的演变规律来推论染色体某些未知部分。当然这仅是猜想，不是笔者所能做到的。

《易经》有天、地、人"三才学说"的模式基础，笔者将其称为"三才构成律"。如染色体三个核苷酸构成一个密码子，八卦的卦爻是三爻成卦，几何学是三点成一线，光学是红、绿、蓝三原色组成白光，电学是电压、电流、电阻组成欧姆定律，气功讲究调息、调形、调神三要素等，可见这"三才构成律"是颇有意义的规律。

为什么八卦和染色体有这些对应现象？相信这也是读者感兴趣的问题。古人虽然还不懂得什么遗传学、细胞生物学，但古人所创立的八卦却具有某些高级功能。这些高级功能，从大的角度说，能窥探宏观天体和自然世界的结构规律；从小的角度说，能"观察"微观世界和人体部分遗传密码，因而，八卦能概括地反映天下万事万物。可见，八卦是古代先贤创制的一套包含全息的符号系统。

六、中医八卦的认识论与方法论

人体作为自然界的一个特殊信息元，具有与自然界一致的节律性，这是古代"天人相应"论的基础，是经过长期的"仰观""俯察""中审"才总结出来的认识论。

在这伟大的"天人相应"认识论启迪下，古人又从无数的自然现象中，提取出许多抽象而本质的规律，来解释人类自身的奥秘，渐渐创建了中医理论体系。同时，古人又在对人类自身认识的不断提高和总结过程中，反过来促进了研究自然界万事万物之间的因果联系及其发展趋势，从而创建了八卦理论体系。在这种从自然到人体，又从人体到自然的良性循环过程中，古人又匠心独运地总结出"远取诸物，近取诸身"的方法论，这方法论，为创建八卦又提供了可以遵循的法则和模式。

可见，中医几千年的认识论和方法论，与传统太极八卦的认识与方法也是有关联的。那八卦太极图是中国人对宇宙万物产生的初始状态的形象描述，是万物萌生阴阳初判的原始图景。所谓道生一，一生二，二生三，三生万物。一是太极，乃万物之始，二是两仪，即阴阳之象，三是人和中气，神奇的变化生焉。古人认为，种虽万殊，性唯有五，即所谓木、火、土、金、水五行也。而且火性炎上，水性下流，木曰曲直，金曰从革，土爱稼穑，这是古人对万物五行特征的概括。

火之气为热，水之气为寒，木之气为温，金之气为凉，金木水火是为四象。土之气不寒不热，不温不凉，遇火则燥，遇水则湿，居四象之中，即所谓中气也。

寒、热、温、凉、湿、燥，是谓六气，六气即五行在天之性也。

人法地，地法天，天法道，道法自然。天人合一，人身即小宇宙。所以，人身从上到下，从里到外，从五脏六腑到四肢百骸，莫不与阴阳五行相对应。更以观察经气运行十二经脉，以及奇经八脉的起止走向与内脏之对应关系，配以针砭灸治之法，又将草木金石禽兽之性情，及五行六气属性详为划分中药种类，用作调整人身阴阳五行气化之偏，是谓本草之学，即今之所谓药物学也。

至于诊断疾病之法，以望闻问切四诊合参，详查阴阳表里虚实寒热之八纲变化，随后依理施法，处方用药，调整人体阴阳五行性情之偏，使之归恢复平和健康之体。

人之五脏秉五行之气而生，肾居下属水，在卦为坎，二阴居外，一阳居中，体为阴而用为阳，主藏精，其势降极而升，是生气之根本也。心居上属火，在卦为离，二阳居外，一阴居中，体为阳而用为阴，主藏神，其势升极而降，是藏气之根本也。人之身体以此水火立极，升降往复，周而复始，是为无病。升降不畅，则火水未济，天地否隔，诸病作矣。

上述不过略说大概，辨证施治依次类推，分而求之，千变万化，归而总之，不过阴阳。治病之法，和其阴阳，调其顺逆，补虚泻实，通滞解郁，损有余而补不足，使人身五脏六腑、四肢百骸、精神气血复归于阴平阳秘泰然无病之态也。

此乃中医体系认识论与方法论之大概，今人若不加体察，眩于西医机械理论，误以为科学，百般维护其短，有意忽视其不能验证于实践之事实，反将中医之屡经实践检验证实之经典理论抹杀，才属迷信。若反将其标榜为科学者，实乃为维护迷信之无知者也。

七、今人当领会古人的特殊功能

上古时代，人类观察世界的方法仅是人体自身的感官。当然，原始的人类除了有现代还较完善遗传着的五种生理感官视、听、触、尝、嗅外，其实还另有一种原始的高级感觉功能。

让我们一起重温扁鹊救虢国太子的故事，就会发现扁鹊有第六感觉的功能，因为他在经过虢国的时候，并没有见到太子，就主动对中庶子说太子没有死，那中庶子不信，扁鹊就对他说："子以吾言为不诚，试入诊太子，当闻其耳鸣而鼻张，循其两股以至于阴，当尚温也。"中庶子进去后，就将扁鹊的话报给虢君。虢君听说后大惊，立马出来见扁鹊，扁鹊告诉虢君说："太子只是尸厥，还没有死。"说完就让弟子子阳用厉针砥石去救太子，很快太子就被救活了。当时，虢国人都以为扁鹊能起死回，可善良的扁鹊却朴实地说："本人并没有起死回生的能力，只不过是治好了太子的病而已。"

扁鹊的这种特殊感觉能力不是所有人都有的，所以现在有人将其称为第六感觉。当然，有人认为人类还不仅有第六感觉，还有其他的功能。有意思的是，这些特殊的感觉，有时还会因人而异，所以现代有人称其为"特异功能"。不过现代人的特异功能已经不如古代人稳定，所以还有人觉得不真实。

其实，古人五官的感觉功能也比我们现代人强得多，有利于从事物不同侧面提取信息，所以对事物能直观取得较为完整的"全息"材料，如古代扁鹊不仅有见蔡桓公的故事，还有救虢国太子的故事，这些决不是编造的，因为古代是刻字才成书的，谁会去刻瞎编的故事呢？须知事物之间确实存在着一定联系的信息，所以八卦所蕴含的信息，不仅有视、听、尝、触、嗅五种感官的"半息"，还包括特殊状态的"全息"。八卦就是采用这种"全息"材料，经过筛选、提炼和加工才建造起来的。所以，八卦体系能够近似地反映事物之间的联系及其影响和发展，以致令人觉得具有神奇的功能。

这道理，有如具有基本功能的电子逻辑电路一样。电子逻辑电路通过对立的两种逻辑状态，组合成0和1的数学逻辑模式，用来反映事物的是非属性，再由无数的逻辑电路组成功能复杂的计算机，就能够完成许多复杂的逻辑程序，从而实现快速处理许多复杂的判断。现代人对八卦感到困惑不解的状况与这情况有点相似，也是当前易学研究者应该明白的事理，但这也是人们容易忘却的问题。

八、人类进化与退化的现象莫忘

当今之世，如果人们对辩证法的信念还坚定的话，那就得承认这样一个事实：在漫长的历史进程中，人类的智慧在不断进化的同时，人类的某些功能也在不断地退化，这种进化与退化的现象，就是辩证的关系。我们当赞同某大师的观点："身为万物之灵的人类，也必有胜似洪前鼠迁、震前鲶躁的预感自然灾害的高级本能。"（李燕的《周易预测学初探》）。在远古时代，正是由于人类身体中存在许多高级的特殊功能，所以古人对事物的认识具有超前性。

　　传统的汉族文化是很考究真实的文化，从出土的文物看，远古人的发明创造就属于科学的创造。但在西方经济和科学新兴之后，很多人为搏求新生，投进了西方文化思想的怀抱，对本民族数千年的思想文化不做研究甚至否定，认为上古的传统文化不科学，其实这种想法是违反科学思维的。

　　须知中医阴阳与易经八卦有着亲密悠久不可分割的关系，易经是一套富有生命科学含量的传统文化。事实上，无论古人还是今人，为了生存和更好地生存，都必须要研究生命的产生、存在、延续等有关因素以及发展变化的规律。可与生命相关的因素很多，来自方方面面，千头万绪，要彻底认识，却不是一件容易的事，必须要经过长时间的探索才能渐渐积累破译。中国生命科学从太极到现在已有数千年，其中医与八卦的学问虽有不足，但却是深奥又丰富的，可近代不少人认为这些古生命科学过时了，又有人以西方新兴的生命学观点去衡量中国古文化，结果因对不上号而否定，认为新的才科学，忘记新观点其实是还未经过历史检验的不定型观点。而八卦与中医的生命观点却经过了几千年的反复检验。

　　在生命自然界中，有的东西还在千变万化，有些东西已经成熟定形。如人的五官四肢和五脏六腑的功能作用，古代人和现代人是一样的，因此古人生存和发展所需的基本条件与今人也是一样的，如果把这些经过数千年实践的认识丢掉，自作聪明地认为都要重新研究，那决不是理智的行为。

　　中医学是中国传统生命科学中的重要科目。生命与生命体中的疾病与生命存在和变化的因素相关连，因此中医学牵涉到整个生命科学的方方面面，是一门复杂的生命科学。疾病的治疗对于生命的健康来说是极为重要的，好端端的一条生命有的会在几分钟内被病魔夺走，是因为生存所必需的条件不足或超标导致体内机能失去协调和平衡。要治好病，必须正确地全面认识生存必需的各种条件。因生存所必需的条件很多，故病种也很多，其生存条件不足也是病的原因之一；必需的条件有主有次，故病种也有大有小；生存的条件繁多复杂，故病因也是繁多复杂的。因此，中医自古就有辨证施治的方法。医者，要正确地全面认识生存所必需的各种各样的条件，没有这一根本的生命常识，辨证施治就很难正确，所以古代医者学习掌握易经八卦是颇有意义的。

易经中说：太极生两仪，两仪生四象，四象生八卦，八卦生六十四卦。这观念在古代也是生命产生发展的过程。中国古代的太极学说，也是生命的初步认识，所以有了先天八卦，生命学才有了整体的框架。八卦之后的十四卦，又在先天八卦的基础上深入了一层次。

阴阳五行也是以先天八卦的阴阳学原理为指导，侧重研究生命的产生、存在和发展变化的因素，以及人与人，人与其他万物的关系和生命体内部各机体之间的关系及其对生命的作用，是中医治病讲究季节气候用药的依据。

《素问·阴阳应象大论》中说："阴阳者，天地之道也，万物之纲纪，变化之父母，生杀之本始。"此论把阴阳比作万物之纲纪，说明阴阳牵引和限制着自然万物的发展变化。有父母才有子女，把阴阳比作变化之父母，是说明阴阳对万物的变化起着决定性的作用。很明显，中医这一认识就是先天八卦阴阳生命学的生命科学观点。

中医把人体的主要机体代入五行，是通过五行原理去说明人体由各种各样性质不同功能不同的机体构成，以及说明这些机体间同时存在着生、克，同属和比的关系。五行最喜中和，这些不同机体对生命的作用相等平衡，生命就正常，如果出现有强弱不等的现象，生命就不正常。如果不同机体之间的关系失和，必然损害各机体对生命的正常作用。生命之所以有病，就是因为五行失和。使体内不同机体失和的原因很多，既有阴阳力原因也有物质原因，既有内部阴阳和物质原因，也有外部的阴阳和物质原因。内因造成的失和中医名之内症，外因造成的失和，中医名之为外症。中医辨证观点：阳极则阴，阴极则阳，热极则寒，寒极则热，物极必反，也是来自先天八卦。这一生命学观点，也是自然哲学观点，来自于自然实际，所以能普遍地应用于自然万物。

很明显，先天八卦的阴阳生命学观点，对医学研究起着重要的指导作用。阴阳生命学是医学的主要基础知识，基础不坚，谁也无法向前突破。古代生命学的观念像山峰一样耸立，虽然云雾缭绕，但总会有风吹散去的时候，高人一旦认识，还有可能会为人类再创新功。

综上所述，本文的论点可归纳如下：

1.八卦与染色体的诸多对应现象，不是偶然巧合，而是本质的相通。

2. 八卦的卦爻符号"—""－－"和八卦的组合机制，与现代染色体生命形态相似。

3. 性器官及其性行为，只是生命存在的形式及其现象之一，并不是生命本质的全部形态。因此，郭沫若的"卦爻性器说"虽然颇有见地，但毕竟以偏概全，并没有真正揭开卦爻符号之迷。而本文的"生命形态说"，有可能是破释卦爻符号的真谛和八卦内涵的奥秘。

4. 八卦其所以能反映或预测万事万物的状况及其影响，其机理有三：一是人体构造系统是自然界中的特殊信息元，是全息的，八卦符号系统是对应于人体系统的，所以八卦也是一种特殊的"全息元"。二是男女的阴阳学说是一种二进制，八卦和现代计算机的逻辑机制，也是二进制，所以能够进行复杂而抽象的演绎推理。三是事物之间存在着联系和相互影响，从无数事物中提取出来的规律，经筛选、提炼而建立的八卦体系，当然会具有反映事物之间的联系和发展趋势的功能。

5. 八卦不仅能反映宏观世界，也能反映微观世界，这再次证明了"微观系统是宏观系统的缩影"，这种全息律观点，也证明了八卦确实包含全息，所以具有双向反映功能。

6. 几千年前的古人，虽然没有遗传学知识，但却掌握了人体遗传中的许多的奥秘，这从一个侧面，质疑了"文明发达的今人头脑智慧全面优胜于原始时代人的头脑智慧"的论点。

第五章　中医针灸现代科学机理

上章所阐述的内容，说明古老的中医学说蕴含有现代的科学机理。数十年来，国内外学者在继承前人经验的基础上，借助现代有关科学理论与手段，对中医针灸的作用，在人体和动物身上进行了各个方面的观察研究，总结出针灸的治疗作用主要有两个方面：镇痛作用和调整作用。

不过要提请大家注意的是，科学作用原理虽然只有两个方面，但其内容却是各个方面的，是多而丰富的，本人根据自己所收集的相关资料整理阐述如下。

一、镇痛有三大作用

历代医家十分重视针灸治疗疼痛性疾病的研究，不仅从理论上加以阐说，而且制定了"以痛为腧"的原则，发明了多种止痛、移疼的针刺方法，可见，疼痛性疾病是针灸的主要适应证之一。临床上针灸对头痛、胸胁痛、胃痛、腹痛、腰痛、各种神经痛、关节痛、肌肉痛以及妇女痛经等等，均有良好的镇痛效果，这已举世公认。

针刺麻醉就是在针刺镇痛的基础上发展而成的。由于针麻临床研究的成功，反过来又促进人们对针刺镇痛作用原理的研究。

十余年来全国许多研究机构应用各种科学的方法和手段，通过对人体和动物应用不同的致痛因子，采用各种痛阈判定指标进行研究，结果不仅肯定了针刺确有提高皮肤痛阈和耐痛阈的作用，而且对痛阈的变化条件和规律也有进一步的了解，从而推动了现代疼痛生理学的发展。

当然，我们应当要知道，关于针刺镇痛作用原理的研究，是从下列三方面进行的：

（一）经络系统的作用

在对针刺感应循经感传的研究中，发现当循经感传现象出现时，沿着经络感传路线上出现一条具有一定宽度的痛觉减退带，而以其中心部位痛阈提高最明显，并逐渐向外周扩散。如针刺感应传达到病所，则病所的疼痛症状可迅速缓解或减轻；但如阻滞针感的传达，则其镇痛作用也随之减弱或消失。说明经气通畅可以达到镇痛的效果，所以中医有"不通则痛，通则不痛"的理论，于此也可以得到证实。

（二）神经系统的作用

研究者证明，神经系统中存在着致痛与抗痛两类不同的结构及机能，针刺能激发存在于神经系统内的各级水平的抗痛机能，使疾病或手术所产生的疼痛刺激向不痛转化。外围神经是针刺信号的传入神经，针刺信号在其外周传入的过程中，就可以直接对痛信号的外周传递产生一定的阻滞作用。

因为痛信号多由细纤维传递，而针刺对 I、II、III、IV 类纤维都有兴奋作用，尤其是 II 类粗纤维。用电针直接刺激传导痛觉的神经，借以兴奋同神经中的粗纤维，即可使痛信号的传递发生阻滞。另一方面，又可使脊髓背角细胞对伤害性刺激的反应受到抑制。

实验证明，疼痛信号进入中枢神经系统以后，需经过一个漫长的通路后到达大脑，其中脊髓的背角和丘脑的束旁核是传递和感受疼痛的两个关键部位，而中枢神经系统的尾核、中脑导水管周围灰质、中缝核群和它们的下行抑制通路兴奋的时候，可以抑制疼痛信号的传递和感受。针刺的信号通过脊髓入脑，经过复杂的整合活动，可兴奋内在的抗痛系统，一方面上行抑制束旁核，另一方面下行抑制脊髓背角，从而发挥镇痛效应。

（三）体液因素的作用

大量科学研究资料表明，中枢神经递质在针刺镇痛中有重要作用，例如脑内 5-羟色胺、乙酰胆碱含量增加或减少，可相应地增强或减弱针刺的镇痛效果。

儿茶酚胺的作用恰相反，用药物阻断儿茶酚胺类递质的受体，能增强针刺镇痛作用。实验证明，针刺可促使脑脊液及脑内内啡呔含量的明显增加和延缓内啡呔的降解，这在针刺镇痛中起着关键的作用。此外，针刺能使外周血液中的致痛物质，如 5– 羟色胺、钾离子、组胺、缓激肽的浓度降低，还可影响前列腺素、环 – 磷酸腺苷等的变化，从而提高痛阈和针效。

二、调整有十大功能

临床实践和实验研究表明，针灸对人体各个系统的功能活动，都有调整、修复作用，不仅可以控制临床症状，还能促使病理变化恢复正常，故能治疗全身各个系统中的许多病证。这方面的资料很多，本篇仅就针灸对人体十大系统的调整作用介绍如下。

（一）对组织的直接作用

以 0.2 毫米粗的针针刺家兔组织时，能刺伤 4~20 根肌纤维和 10~20 根神经纤维。在用豚鼠所做的实验中，通过苏木精和伊红进行组织染色，观察到：于针刺 24 小时后，在针刺管道里有红细胞、颗粒细胞，伤口呈现漏斗状，伤口附近有部分坏死；在针刺 48 小时后，伤口有小动脉，管道里布满红、白细胞；在针刺 3 天后，管道里充满着淋巴组织，出现早期肉芽组织，以后结缔组织逐渐代替肉芽组织，至 6 周时完全恢复正常。认为针刺后所产生的一系列组织学变化，是与一般的创伤恢复过程一致的。

将针通过穴位，刺入几毫米到几厘米深的皮下组织内，首先会产生一个机械性刺激。此刺激作用到感受器后，便产生向心性的生物电作用。针的捻转、提插等则加强了这种机械性的刺激作用。因此，认为针刺经穴部位组织时，首先是对躯体神经发生作用，而针刺的机械性的刺激因素，乃是针刺作用的本质之一。

在针刺穴位时，可记录到数十毫伏的电位现象，此种电位乃是由于针刺时组织损伤所产生的损伤电位，以及由于与组织相互摩擦和金属针与组织电解质之间相互作用的结果。针刺时所产生的电流作用，具有一定的临床意义。

针刺穴位后，随着组织成分的分解与间质的损伤，结果便形成了组织分解产物和生物学活性物质，如 5- 羟色胺、组胺、缓激肽，以及慢反应物质等组织损伤物质。这些物质参与体内各种病理生理变化，因而产生针刺效应。

（二）对呼吸系统功能的影响

针刺无论对正常或异常情况下的呼吸功能，均具有不同程度的影响。

1. 针刺对呼吸频率、幅度和支气管平滑肌的调整作用

据报道，针刺动物的"素髎""水沟"及"会阴"点，均可引起呼吸即时性加强；当呼吸暂停时，针刺可使之恢复。而对支气管哮喘急性发作患者，针刺定喘等有关穴位后，呼吸困难大多可有不同程度地减轻或使发作停止。由此可见针刺对呼吸运动的频率、幅度起调整作用，对支气管平滑肌痉挛具有一定的解痉作用。

2. 针刺对肺通气量、肺活量的调整作用

针刺健康人的足三里，可使通气量比针刺前增加 6.6%，最大通气量增加 20%，耗氧量增加 22.8%。但针刺天枢、梁门等穴，反而引起呼吸的抑制。日本的阪本登氏也等发现，针刺人迎可使通气量即时性增加，而针刺大杼、风门、肺俞等穴，需连续一周后才出现这一效应，一旦获效，即使停针，仍可维持一定时间。

有不少临床报道证实，针刺定喘穴或肺俞、心俞、肩井、列缺等穴后，1 秒钟用力呼吸量和肺活量有明显增加，但最大中间流速不增加。

3. 针刺对气道阻力的调整作用

有人以流速仪和气流阻断器分别测定针刺天突、肺俞、大杼、太渊和足三里穴组，前后气道阻力的结果显示，不论吸气还是呼气阶段的气道阻力之增高状态，均在针后呈明显下降，尤以呼气时下降更为显著。

此外，针刺时呼吸中枢的机能状态与针刺效应有密切关系。如在正常情况下，针刺不能引起呼吸反应的动物，在吸入二氧化碳或短时人工窒息后，由于呼吸中枢的兴奋性提高，针刺就能引起明显的呼吸增强。在呼吸周期不同的时

段中针刺，也可引起不同的呼吸反应。如当吸气末针刺，由于此时吸气中枢的兴奋性占优势，出现吸气动作的加强；呼气末针刺，由于呼气中枢处于兴奋状态，则出现呼气动作加强。可见，针刺效应因呼吸中枢兴奋性的高低而不同。

（三）对循环系统功能的影响

针灸对循环系统的影响，国内外已有大量文献报道，归纳起来，不外乎对心脏、血管和血压三方面。

1. 针灸对心脏功能的影响

① 针灸对心率的调整作用：针刺对心率的快慢有明显的调整作用。心率快者，针刺可使之变慢，心率慢者，又可使之加快，在异常情况下，针刺的这种调整作用更为明显。

多数学者认为针刺对心率的影响与针刺的穴位有关，如针刺内关、间使、心俞等穴，多引起心率减慢，但针刺通里、素髎则多引起心率加快。又如针刺动物的"内关"穴，对心率的影响特别明显，但针刺其他经穴，如"光明"或非经穴点，则无变化或变化不明显。

有人在郄门穴用艾炷灸三壮，或以针刺用提插法，每秒钟1次，连续30次，分别进行观察，结果显示灸法使心率增快，而针刺则使心率减慢，说明热痛刺激一般都可以引起心率增快效应。

此外，用不同的手法针刺同一穴位，可引起心率不同的改变。如以内关、神门为主进行针刺，用补法弱刺激时，可使窦性心动过缓者心率增加；若用间歇性短促泻法时，则又能使窦性心动过速者心率减慢。说明不同的针刺手法，可以发挥不同的针刺效应。

经各地临床观察证明，针刺治疗心律失常，从不同穴组或不同手法的治疗结果来看，一般均以冲动起源失常者疗效较好，而冲动传导障碍者效果较差。如对100例心律失常患者，按心电图检查分为上述两类，做治疗效果统计时，前者明显优于后者（$P < 0.01$）。在冲动起源异常性心律失常中，又以冠心病所致者效果为优，风心病所致者效果差。

② 针灸对心脏功能状态的调整作用：针刺对正常人或正常动物的心电图

影响，多数认为不明显。但对心脏活动异常情况下的心电图影响较为明显，从心电图改变的特点分析，主要是属于良性的调整作用。如针刺心脏病患者的心俞和石门穴后，Jb 电图出现 P-P 间期延长，QRS 波群变窄，Q-T 间期缩短，T波增高和加宽等，这些改变都反映了心脏功能和心肌营养过程的改善。

为了研究针刺对心脏活动时相的影响，有关单位曾选择 123 例冠心病心绞痛患者和 30 名正常人，分别在针刺其内关前后以及运针 2 分钟、留针 15 分钟时，各做 3 次有关心缩间期的测定。同时，又对 35 例不给予针刺的典型冠心病心绞痛患者进行自身对照测定。结果：不给予针刺患者，经静卧一段时间后，除心率轻度减慢以及 15 分钟后的电机械收缩期（QA2）、机械收缩期（MS）、缓慢充盈期（SF）有所延长外，其他参数的变化，均无统计学意义。正常人针后各项参数也均无明显变化，唯针刺组的心率显著变慢，QA2、MS、SF、左室射血间期（ET）显著延长，射血前期（PEP）、等容收缩期（ICT）显著缩短，PEP／ET 明显变小，ET／ICT 明显变大。说明针刺对处于病理状态下的心脏活动时相，有不同程度的恢复，使心脏病患者左心功能得到改善，心肌收缩能力有所提高。

据对正常人和冠心病心绞痛患者针刺内关穴前后，分别做颈动脉搏动图测定，表明该类患者的左室顺应性减小，左室舒张期终末压增高，而针刺具有一定的改善作用。

有人报道针刺膻中、心俞、厥阴俞等穴，对正常人和冠心病人做针刺前后超声心动图测定，发现冠心病患者针前左室后壁搏幅、每搏输出量、每分钟搏出量和排血指数的均值，均比正常人显著降低，针刺后明显增值，差异有非常显著性的意义（$P < 0.001$），正常人针后均无明显变化。

以上资料说明，针刺对正常人的心脏功能没有明显影响，而对有病的心脏功能有良性调整作用。

2. 针灸对血管运动功能的影响

针刺对血管运动功能的影响，主要是对冠状动脉、脑血管、内脏血管及外周血管等几方面进行研究。

①针刺对冠状动脉的调整作用：据报道，对 100 例冠心病患者针刺膻中、

内关、足三里、曲池、神门、乳根、间使等穴，以心电示波连续观察动态变化，发现 33 例患者有即时性影响，其中 30 例患者于针刺后 1~20 分钟，心电图明显好转，ST 段均有不同程度的恢复，尤以 T 波变化为显著。

另有报道，针刺膻中、内关、足三里等穴治疗 621 例冠心病心绞痛，总有效率为 89.2%，显效率为 47.8%，硝酸甘油停减率为 93.6%。说明针刺有不同程度的扩张冠脉，增加血氧供给量的效应，从而使心肌损害获得一定的改善。

在动物实验方面，用结扎冠状动脉分枝或静注垂体后叶素等方法，造成动物实验性急性心肌缺血，再予针刺"内关""神门""足三里"等穴，发现针刺不仅能明显地减轻心电图缺血性改变的程度，还能显著缩短缺血性心电图的恢复时间，而且对急性心肌缺血动物的低排高阻等心脏血流动力学紊乱有较好的调整作用。此外，就针刺对冠状动脉粥样斑块形成的影响也做了研究。动物实验结果证明，针刺对冠脉粥样斑块的形成，也具有一定的抑制作用。

② 针刺对脑血管的调整作用：据对 20 名正常人和 50 例冠心病患者作针刺前后脑血流图的比较发现，针刺对正常人的脑血流图有关参数影响不大，而对冠心病患者脑血流图的有关参数有一定的调整作用，较之针刺前差异有非常显著性的意义（$P < 0.001$），说明针刺可以改善冠心病人的脑循环。

据南京中医学院报道，对 30 例中风患者（脑血栓形成 23 例，脑溢血 7 例）于针刺前后做了脑血流图的变化观察，证明中风患者经针灸治疗后，脑血流图有明显改善，以针刺 20~30 分钟时变化最大。提示针刺能改善脑动脉的弹性和紧张度，并使血管扩张，血流量增加，从而改善患者的脑部血液循环，提高脑组织的氧分压，增加病灶周围脑细胞的营养，促进脑组织的恢复。

③ 针灸对其他内脏血管的调整作用：有人用同位素金 198 血管内注射法，观察针灸不同经穴对 18 名正常人肝血流量的影响，结果发现针或灸肝经募穴期门及其俞穴肝俞，均使肝血流量明显减少，但灸肺经募穴中府及其俞穴肺俞，又均使肝血流量明显增加，认为这种效应与肝肺两脏间的生克关系以及穴位所在节段位置有关。又如电针大白鼠"足三里"穴 15 分钟后，可使空肠段肠系膜毛细管扩张，微循环内的红细胞流速减慢。也有人针刺"足三里""上巨虚"等穴，观察家兔肠血流量时，发现肠血流量明显增加。

④ 针灸对外周血管的调整作用：针刺对外周血管舒缩活动的影响，既可表现于局部血管，也可波及全身的血管。关于针刺后血管变化的规律，各家报道不一。多数报道，针刺后立即引起短暂的血管收缩，随之血管发生扩张反应。

如有人观察了 85 例患者于针刺过程中的外周微血管变化，发现在进针和捻针的短暂时间内，各部位的外周微血管几乎均发生同步性短暂的收缩反应。其中取得针刺镇痛效果的病例，在留针初期，可使邻近疼痛部位的外周微小血管出现轻度舒张反应，认为微小血管初期的收缩反应是痛刺激引起的全身交感反应，而后期出现的舒张反应乃是针刺对机体功能发挥调整作用的表现。

但有的报道说，针刺后仅看到血管的收缩反应，未见扩张反应，且针感愈强，缩血管反应也愈明显。也有报告说针刺后主要是扩血管反应，如以取手三里穴为主治疗 63 例雷诺氏病，针后均出现明显的血管扩张效应；以冷刺激引起局部血管明显收缩时，针刺足三里、曲泽又可对此收缩效应予以抑制。其报告所得结果不同，可能是受到不同因素的影响造成的，而影响针刺对血管反应的主要因素是血管原有的机能状态。许多报道均证明，血管紧张度高时，针刺可使之降低，血管扩张；紧张度低时，则引起增高，血管收缩。机体两侧血管紧张性不平衡时，针刺尚有使之趋于平衡的调节作用。总之，针刺依当时血管机能状态不同，可呈现多方面的调整作用。

另外，针刺手法也影响血管的舒缩效应，一般来说，补法多引起血管舒张反应，而泻法则多引起收缩反应。

3. 针灸对血压的调整作用

针灸对血压具有良性双向调节作用，已为大量临床病例和动物实验所证实，并被认为是一种较好的降压和升压的治疗方法。

有人给家兔注射肾上腺素造成实验性高血压状态时，针刺"足三里""内关"，可使其血压即时下降，平均可降低 19.5%。安徽医科大学曾以切断两侧减压神经并结扎两侧颈动脉窦神经的方法，造成兔、狗急性神经原性高血压时，针刺"合谷""内关""太冲""三阴交"，可引起 93.3% 的动物血压降低。用针刺方法治疗 179 例原发性高血压病人，以舒张压下降 10 毫米汞柱以上或降至正常值以内者为有效，取上述四穴，针治 7 天为一疗程，有效率为 88%。

据以针刺素醪、内关为主，用中强刺激，并持续或间歇捻转的方法，治疗以感染性休克为主的多种休克160例，使大多数患者的血压逐趋上升，直至稳定，总有效率达87.5%。安徽医科大学附属一院麻醉科分析了99例休克患者，手术时采用针刺麻醉，在针刺诱导后血压上升者占84.85%，而连续硬膜外麻醉诱导期血压无一例上升，下降者占81.2%，下降至0者，占7.2%。在大量的临床实践基本肯定了针刺对低血压患者的升压作用以后，动物实验也同样证实了这一效应。如安徽医科大学曾用放同量血的方法，造成体重相等的猫失血性休克，而事先针刺"人中"的猫远比不针刺组血压下降慢而轻，纠正休克所需的补液量也相应地明显减少，而且能较快地改善已处于失血性休克状态动物内脏器官的血流量和心脏功能，从而提高动物的抗休克能力。

从上述各方面的表现，可以看出针灸对心血管系统的多种功能具有良好的调整作用，为针灸临床治疗心血管疾病提供了可靠依据。

（四）对消化系统功能的影响

由于针刺治疗消化系统疾病具有良好效果，因此国内外学者对人体和动物进行了大量的临床和实验研究，积累了丰富的资料。针刺对唾液分泌和味觉、食管的运动，以及大肠的机能和粪便成分等都有影响。这里仅就针刺对胃肠运动和分泌的调整作用，以及对胆囊、胆道运动、胆汁和胰液分泌的影响等做简要的介绍。

1. 针刺对消化道运动功能的影响

① 针刺对食管运动功能的调整作用：有人在X线观察下，对食管痉挛钡剂不能通过的患者，用针刺天突、膻中、巨阙、足三里等穴，行强刺激，反复行针后，发现食管蠕动加强，内径变宽，钡剂顺利通过。相反，也有人以同样的强刺激手法针刺天突、神道、至阳、中枢等穴，结果反使食管蠕动减弱，并明显提高其黏液皱壁的显影效应。这两种相反的结果，说明了针刺对食管的运动功能亦呈双向调节作用。

② 针刺对胃运动功能的调整作用：有关这方面的研究资料较多，其结果虽不尽一致，但大多数意见趋向于针刺对胃蠕动有双向调节作用。如曾有报道，

在 X 线钡剂透视下，用平补平泻手法对胃神经官能症、胃痉挛、胃溃疡及慢性胃炎等不同疾病患者，针刺胃俞、足三里、曲池、合谷、承山等穴，观察针刺前后胃运动功能的变化。结果发现，针后可使胃痉挛者趋于弛缓，胃蠕动强者减弱，蠕动弱者增强，但也有些报道认为针刺后只出现增强或减弱的单向作用。有的发现不同穴位、不同手法，可获得一致或不一致的结果。经研究分析，这些不同的实验结果可能与机体原来的机能状态和穴位、手法等因素有关。

③ 针灸对肠运动功能的调整作用：大量临床资料证明，针刺对腹泻、便秘均有良好的治疗效果，说明针灸对肠道运动功能具有良好的双向调节作用。实验研究亦进一步证实，不论针刺人体或动物，均可因机体所处的功能状态不同而分别使大、小肠运动功能趋于正常化。

如南京中医学院采用气囊间接记录法，观察到针刺足三里、上巨虚等穴，可使急性菌痢患者肠蠕动增快者迅速变慢。在动物身上针刺"足三里"穴，观察对肠运动功能的影响，其结果呈现明显的双向调节作用。又在针刺"足三里"时观察肠血流的影响，证明有显著改善肠道血流量的作用。

安徽医科大学曾对急性阑尾炎患者行阑尾切除术，剖腹后，在切除前针刺足三里、阑尾与天枢穴，发现阑尾有显著的蠕动亢进。在动物实验中亦观察到针刺狗"足三里""阑尾""天枢"三穴，出现盲肠运动亢进，捻转加强刺激时运动亢进更明显，并有紧张度提高的现象，盲肠局部温度上升 0.3℃ ~0.8℃。

有报道针刺足三里、三阴交、合谷、内关等，可使便秘患者引起直肠蠕动增加及便意出现。针刺外陵、少海、气冲、幽门，可使痉挛性结肠炎患者结肠痉挛完全解除，说明针刺对大肠运动有良好的调整作用。

2. 针灸对消化腺排泌功能的影响

① 针刺对唾液腺分泌功能的调整作用：据有关实验发现，针刺正常人的某些穴位或穴组，既可使"自发性"及"试食性"唾液分泌多数呈现抑制，少数呈现兴奋，个别无改变，又可使唾液中的淀粉酶含量显著增加，还可使唾液 pH 值出现先降后升时程性双相改变，其中某些 pH 值原低者，于针后趋向升高，高者趋向降低。也有人报道，针麻手术患者，在针麻过程中，唾液淀粉酶活性几乎均明显增加，而且针麻效果愈好者增加愈显著。

②针灸对胃液分泌功能的调整作用：据报道，针刺溃疡病、消化不良症、慢性胃炎、营养不良症等患者某些穴位，对胃液分泌均呈现有利于疾病恢复的调整作用。例如对十二指肠溃疡病患者，针刺中脘、梁门、足三里、阳陵泉、太冲等穴，可使胃酸分泌明显减少。针刺消化不良症患儿足三里、合谷、三阴交等穴，可使原来低下的胃游离酸、总酸度、胃蛋白酶和胃脂酶迅速恢复。针刺营养不良患儿四缝穴后，胃蛋白酶活性升高，原胃酸较高者稍下降，较低者均上升。针刺慢性胃炎及胆囊炎患者合谷，亦可使胃酸低者酸度增高，胃酸缺乏者针后出现游离酸，胃酸过多者大多降至正常水平。

也有人探讨了针刺对正常人胃液分泌的影响，其法是吞下内装有能测定 pH 值发射装置的胶囊，感知胃肠道的酸度并发射信号，通过接受装置的遥测酸度测定仪自动连续记录，发现电针足三里、阳陵泉等穴位时，对正常人能明显地使胃液分泌亢进。动物实验的结果，基本上与针刺人体的结果相一致。

③针刺对胰腺的外分泌功能的调整作用：据有关资料指出，电针内关、合谷、足三里等穴，并不能使正常人的血清淀粉酶发生明显影响，但都使急性胰腺炎患者的血清淀粉酶迅速下降。针刺蛔虫病患儿四缝穴后，可使肠中胰蛋白酶、胰淀粉酶和胰脂肪酶的含量增加。针刺家兔"四缝"穴后，胰液分泌也明显增强，此种作用既出现于无盐酸作用下的分泌过程，又出现于在盐酸刺激下的反应过程。由此可见，针刺对胰腺的外分泌功能同样具有良好的调整作用。

④针刺对胆汁排泌功能的调整作用：有报道对胆道造瘘患者，针刺丘墟、阳陵泉、日月等穴，针后胆汁流量均明显增加。也有报道针刺足三里、太冲两穴，观察胆道造瘘患者 12 例，其胆汁流量仍以增加为主。但不同穴位的作用各不相同，针刺下肢穴位，可使胆汁流量明显增加，针刺上肢及背部穴位却使胆汁流量明显减少；针刺头、胸、腹、腰等处穴位，对胆汁流量均无明显影响。可见针刺可借助不同穴位，对胆汁流量进行双向调节。

为了进一步阐明针刺对胆汁流量的影响，必须了解胆囊、胆道在针刺作用下的变化。不少单位用 X 线和超声波检查观察针刺对胆囊图像的大小改变，结果发现，针刺期门、日月、阳陵泉、丘墟、肝俞、胆俞、胆囊穴等，均可见到胆囊图像明显缩小。针刺右侧巨阙、不容、阳陵泉、足三里等，对奥狄氏括约肌有明显解痉作用，且能促使胆总管收缩，增加胆汁分泌。南京中医学院在针刺治疗胆道结石的实验研究中，也做了针刺前后对胆囊、胆管等的X线观察，证明针刺对胆管有明显的收缩作用。

但是安徽医科大学在结扎动物胆囊胆管，并做总胆管插管引流，阻断胃内容物进入十二指肠，观察电针前后胆汁流量及括约肌灌流量变化的实验中，结果发现，电针狗"日月""期门"10分钟内胆汁流量及灌流量均比针前减少，20分钟后又增加，奥狄氏括约肌的紧张度也随之上升。电针狗"足三里"时，胆汁流量略见增加，又电针猫"日月""期门""足三里"，针时及针后4分钟内均见灌流量比针前有所增加，但数据的变动，经统计学处理差异无显著性意义。所以，会有这些不同结果，可能与所取穴位及其刺激参数有关。

此外，针灸对肝脏功能亦具有调整作用，如针灸治疗急性黄疸型病毒性肝炎，具有较好的退黄降酶作用，动物实验亦证明艾灸"期门"穴能减轻四氯化碳引起的肝损害。

（五）对泌尿系统功能的影响

针刺对肾脏、输尿管、膀胱和尿道等的功能活动，均有明显的调整作用，因而能治疗泌尿系统中许多病证。

1. 针刺对肾脏泌尿功能的调整作用

有报道表明针刺照海、阴谷等穴，对正常人水负荷后的肾脏泌尿功能均有一定的促进作用，以照海穴作用为著，针刺肾俞、京门等穴，则均能抑制水利尿反应，以肾俞作用为强。也有人报告，针刺肾炎患者的肾俞等穴，可使患者肾泌尿功能明显增强，酚红试验的排出量也较针刺前增多。在动物实验方面，有人发现针刺"照海""列缺"也使狗因严重烧伤造成的肾性蛋白尿降低，针后24~48小时降到最低值。

有人分别用注射30%葡萄糖溶液和垂体后叶素造成家兔的多尿和少尿，针刺耳穴"肾区"和"膀胱区"，在肾泌尿机能增高的情况下，针刺可抑制泌尿，在泌尿机能降低时，针刺又可使之升高。也有报道对麻醉狗静脉注射速尿以引起持续而稳定的利尿，通过膀胱输尿管开口插入导管，用八导记录仪分别测定两侧肾脏尿液排泄的流量。

当用泻法针刺一侧"涌泉"时，能引起对侧肾脏速尿利尿作用的高度抑制，使输尿管的尿流量锐减，此时若用补法针刺"肾俞"，便能对抗针刺"涌泉"时引起的抗利尿效应。以上资料说明，针刺的效应，可由于肾脏泌尿的功能状态、不同的腧穴和手法而起一定的调整作用。

2. 针刺对输尿管运动功能的调整作用

南京中医学院对尿路结石患者进行造影检查时，针刺肾俞、气海、水道、天枢、阴陵泉等穴观察针刺后输尿管蠕动变化，结果针刺行针时，输尿管蠕动作用有所加强，而留针与出针后一般无明显变化。动物实验则证明针刺狗"照海""三阴交""水道"及"肾俞"等穴，可使输尿管蠕动加强；而在应用针刺代替腹部加压静脉肾盂造影时，又发现针刺患者双侧三阴交、昆仑穴，可借助不同的刺激量对肾盂、输尿管蠕动功能实施双向调节作用。

3. 针刺对膀胱运动功能的调整作用

膀胱的排尿机能，在膀胱神经支配完整的情况下，主要取决于膀胱内的压力。如有关单位报告，针刺关元、中极等穴，对紧张性膀胱或尿失禁者，可使膀胱压力不同程度地下降，但对松弛性膀胱或尿潴留者，则可使之升高。动物实验结果相似，如以 4 次／秒，每次捻针 360° 的稳定频率和强度，针刺家兔"膀胱俞"，既可使处于平静状态中的膀胱收缩，内压上升，又可使处于节律性收缩状态中的膀胱收缩加强；若以同样的手法针刺"肾俞"，仅引起膀胱轻微的反应。

但若用较强的捻针结合提插的手法针刺上述两穴，则均可对处于较高紧张性或出现较大节律性收缩的膀胱，产生明显的抑制效应。这些资料都说明，由于膀胱紧张状态不同，针刺所引起的效应也不同。这可能就是针刺既能治疗某些遗尿和尿失禁，又能治疗某些尿潴留的原因所在。

4. 针刺对尿道括约肌舒缩功能的调整作用

用针刺治疗先天性脊柱裂引起的尿失禁的患者，以尿道外括约肌肌电为指标，观察其对尿道外括约肌舒缩功能的影响，发现针刺中极、横骨、三阴交、曲骨等穴时，均出现尿道外括约肌收缩反应，肌电增加，从而使小便自控能力获得不同程度的恢复。

（六）对血液系统功能的影响

1. 针灸对红细胞计数及血红蛋白含量的调整作用

据有关资料统计，以不同穴位，针治各类贫血，均可使87%的患者贫血状态获得不同程度的好转，其中缺铁性贫血者，针治后，外周血液中网织红细胞可明显增加，并使红细胞病理性异染色调恢复正常。动物实验表明，用人工放血法诱致家兔实验性贫血状态时，针刺"膈俞"或"膏肓"，可分别使其外周血象恢复正常水平所需时间，均比对照组明显缩短，而以"膈俞"时效果更为显著。

另一方面也有人报道，针刺治疗红细胞过多症，针后红细胞数目减少，血红蛋白含量下降。此外，针刺还可促使一氧化碳中毒时，一氧化碳性血红蛋白的解离，提早苏醒时间。

2. 针灸对白细胞的调整作用

针刺对健康人白细胞总数的影响，各家报道增减不一，但以升高为主要趋势。其中部分人在升高之前，可出现短暂的降低，呈时程性双向改变。动物实验也获得一致结果。特别是当动物处于应激状态时，针灸使白细胞总数升高更为明显。如对捆绑小鼠隔天一次，每次7壮，连续艾灸"命门"15次后，其白细胞总数均值均较针前明显升高，而对照组则无明显变化。

在白细胞分类方面，多数实验发现当针刺后白细胞总数升高时，常伴有嗜中性粒细胞的升高，而淋巴细胞的变化一般不太明显。但也有人对家兔进行麻醉后，以轻刺激手法，针刺"三阴交"，在30分钟时，即可使腘淋巴结输出淋巴液比针前明显升高，淋巴细胞亦升高，针刺前后淋巴细胞的变化十分显著（$P < 0.01$）。有人应用酸性非特异性酶标法及电子显微镜观察发现，针刺主要能使T细胞增加。但也有人对猴实验性急性菌痢进行针灸治疗后发现，虽然白细胞总数呈现先升后降的变化，但对白细胞分类却无规律性影响。

从以上资料，可见针刺对外周血液中白细胞总数及其分类的变化比较复杂，证之临床，发现主要与机体所处的功能状态有关。例如，南京中医学院在以针刺治疗1000余例白细胞总数明显增高者的急性菌痢观察中发现，针刺治疗后白细胞总数及中性粒细胞数都能迅速下降，随着症状的改善而趋向正常。

另外，对一些因放疗或化疗而致白细胞减少者，针灸后不久白细胞即上升，其中性粒细胞比率也相应上升。对嗜酸性粒细胞的增减，也有类似报道。

3.针刺对血小板及其他凝血因素的调整作用

许多临床资料证明，针灸对外周血液中血小板数量及某些凝血因素均有一定的调整作用。如针刺足三里、合谷、肝俞、脾俞等治疗血小板减少性紫癜及"脾亢"所致的全血细胞减少症，针后伴同症状好转，血小板数目亦上升。与此相反，针刺大椎、血海、足三里、三阴交、曲池等穴，可使血吸虫病脾切除后血小板过高症患者的血小板下降至正常范围。

针灸对不同疾病的凝血因素，具有不同的作用。如对某些出血性疾病患者，针刺前后分别检测有关凝血指标的动态变化，发现大多数患者的凝血时间，均比针前明显缩短，凝血酶原指数则有所升高。

但也有人用艾灸方法治疗脑血栓形成恢复期患者，并在灸治前后，分别测定了血浆纤维蛋白原和血浆纤维蛋白的降解产物（EDP），发现属于正常范围者，灸治前后均无明显变化，而高于正常值者，则灸后均呈显著降低。

此外，针灸对血液中的其他化学成分，如血浆蛋白、氨、非蛋白氮、血糖、乳酸、丙酮酸、柠檬酸、胆固醇、电解质、各种酶以及组胺等等，均有一定的调控作用。

（七）对内分泌系统功能的影响

对内分泌系统疾病中的许多病证，应用针灸获得良好的效果，如甲状腺肿、甲状腺炎、甲状腺机能亢进、成人腺脑垂体机能减退症、糖尿病等，国内外均有不少报道。在针刺调整内分泌系统功能的过程中，还常伴有相应的内分泌腺体形态学的改变，从而使针刺的治疗作用，取得比较稳定的效果。

1.针刺对垂体-肾上腺皮质系统功能的调整作用

针刺正常人的合谷、足三里，20分钟后血液中17-羟皮质类固醇含量明显增高，并有较长的后继作用。与此同时，血液中的嗜酸性粒细胞也相应减少，说明ACTH分泌增多。如有报道用直接测定ACTH的方法，也发现大白鼠在电针后，血液中ACTH含量增高，可见针刺能提高垂体-肾上腺皮质系统的功能。但针刺并非在任何情况下都能提高本系统的功能，而是与本系统的机能状态有密切关系。有人针刺足三里、合谷、少海，以尿中 17-酮类固醇和 17-羟皮质类固醇的排出为指标，观察对肾上腺皮质功能的影响。结果发现原含量低者，针刺可使之增高；原含量高者，又可使之降低。也有以血浆皮质醇的含量为指标，针刺治疗风湿性心脏病，也发现治疗前血浆皮质醇含量高者可使之降低，而低者则使之升高。

另外，有人用同位素放射免疫法分别测定不同系统疾病的患者在针刺前后血浆中皮质醇的含量，结果表明不同的疾病，针后呈不同的改变。如针刺鱼际、气海、足三里、大椎，治疗支气管哮喘急性发作期患者，针后血浆皮质醇含量显著增加。而针治非内分泌性非感染性慢性病的患者，针后 30 分钟时，血浆皮质醇含量均有不同程度的减少。

2. 针刺对交感 - 肾上腺髓质系统功能的调整作用

据报道，针刺家兔"足三里"，不仅使外周血液中的肾上腺素含量增加，而且连续数天针刺，还可以使肾上腺髓质内肾上腺素细胞及去甲肾上腺素细胞明显增多、胞体增大、胞浆反应加深。因此，针刺常可以表现出比较稳定而持久的升压作用。

又据观察，针麻胃大部切除患者的有关指标发现，凡针麻效果好的，经针麻诱导后，血中儿茶酚胺含量及其多巴胺 p 羟化酶活力均有显著下降，而胃壁及大、小网膜组织内的去甲肾上腺素贮量出现相应增加，说明针刺可借助某些抑制交感末梢去甲肾上腺素释放的途径，以使在手术刺激下的交感神经活动保持相对稳定。由此可见，针刺对交感 - 肾上腺髓质系统机能也具有双向调节作用。

3. 针刺对垂体 - 甲状腺系统功能的调整作用

很多临床报道证实，针刺既可治疗甲状腺机能亢进，又能治疗甲状腺机能减退，还能使已肿大的甲状腺体缩小，说明针灸对甲状腺功能具有良性的调整作用。如针刺天突、廉泉、合谷等穴，可使甲状腺机能亢进患者症状消失、腺体缩小、基础代谢也明显降低。又如针刺气舍、天突、合谷等治疗地方性甲状腺肿，不但可使颈围缩小，症状减轻或消失，而且尿中排碘量明显下降，甲状腺对碘的吸聚和利用能力提高。动物实验也证明了这些情况。

4.针刺对垂体－性腺系统功能的调整作用

针灸治疗阳痿，疗效比较肯定，已有较多报道。用针灸关元、大赫、曲骨、肾俞、命门等穴为主，治疗精虫减少症160例，结果发现治愈125例，好转23例。治后生育者24例，对其中58例治疗前后做24小时尿17－羟和17－酮含量的测定，结果两者均有不同程度的升高，故认为本治法有增强肾上腺皮质功能和调整性腺功能的作用。

针灸治疗无排卵型月经不调，亦有较好疗效，可以促使排卵。动物实验发现，针刺后家兔的卵巢间质细胞普遍黄体素化，卵泡膜增厚说明促黄体激素分泌增强。故有人认为，针刺的这种效应可能是通过丘脑，促进脑垂体分泌促黄体激素，再作用到卵巢，一方面刺激卵泡的细胞产生卵泡激素，另一方面协助卵泡激素促进卵泡的成熟和排卵。

此外，针刺还具有较好的催乳作用，有关检查证明针刺确能使缺乳妇女血内垂体前叶泌乳素含量升高。动物实验还发现，电针可使家兔垂体后叶催产素分泌增加。

5.针刺对胰岛、甲状旁腺及其他内分泌腺体系统功能的调整作用

国内对针灸治疗糖尿病的研究已取得较大进展，不仅能控制症状，而且观察到针刺也能降低血糖，说明针刺能促进胰岛B细胞的分泌活动。以胰岛素及肾上腺素分别诱致狗实验性低血糖及高血糖状态时，针刺可使低者升高，高者降低。

针刺治疗因甲状腺手术伤及甲状旁腺，或因其他原因致血钙降低而引起的手足搐搦症，亦取得较好的疗效。说明针刺能促进甲状旁腺的分泌活动。

另外，也有人报道针麻时血浆前列腺素E含量有所升高。动物实验发现，针刺或电针均可影响垂体后叶抗利尿素及血管加压素的释放，还可使血浆中血管紧张素Ⅱ呈双向改变。

（八）对女性生殖系统功能的影响

近年来国内外曾分别以合谷、三阴交、足三里、交信、秩边、气海等穴位组成不同穴组，用于妊娠引产、催产，或死胎引产获得成功，其主要原因是由于针刺能引起不同孕期孕妇产生子宫收缩之故。然而国外有人用公孙、足三里、

行间、外关等穴治疗先兆流产，又可以有效地抑制宫缩，使先兆流产或先兆早产的症状全部消失。说明针刺对宫缩具有双向调整作用。

有关针刺增强宫缩效应，在不同的动物身上成功地获得重复。实验证明针刺除增强子宫收缩外，对动物母体及胚胎并无其他副作用。

艾灸至阴等穴矫正胎位，已为大量病例所证实。据报道，在针灸治疗期间胎儿心率在灸后明显增快，血浆游离皮质醇含量明显增加，前列腺素 E 含量明显降低，子宫活动频繁，紧张性升高，从而引起胎动而促进其转正。

（九）对神经系统功能的影响

综上所述，可见针灸对机体各系统的功能均有影响，而这些影响又多认为主要是通过神经 - 体液系统而实现的。这里仅就针灸对神经系统本身功能的影响进行简要介绍。

1. 针灸对中枢神经系统功能的调整作用

许多学者应用条件反射、脑电图、痛刺激、时值、麻醉药物等方法研究针刺对中枢神经系统的影响，多数结果表明针刺具有调整中枢神经系统功能的作用。

很多实验均提示针刺穴位，不仅足以形成条件反射，而且可借不同穴位或不同手法，对欲建立条件反射的速度和已建立条件反射的定型施加不同的影响，还可使得经借助不同药物所造成的条件反射的不同改变，均趋向正常化。例如，用咖啡因等中枢神经兴奋剂，造成狗条件反射性唾液分泌增多时，针刺可使之逐渐减少直至正常。当用溴化钠等中枢神经抑制剂，造成条件反射性唾液分泌减少时，针刺又可呈现以增加为主要趋势的先减后增时程性双向改变，并在较短的时间内达到甚或超过正常水平。又如，在用"冲突"法引起音分析器神经官能症后，针刺"翳风"穴可使狗的食物性条件反射定型恢复正常，说明针刺能对大脑皮层的兴奋与抑制过程有明显的调整作用。

针刺对脑电图的影响，根据中医研究院针灸研究所等单位证实，针刺健康人的足三里、合谷、内关、神门、通里等穴，既可使节律波幅较低者增强，又可使节律原来较强者减弱。说明针刺可以因机体所处功能状态的不同，而对脑电发挥多方面的调整作用，这种作用，在病人身上则更为明显。如针刺癫痫患者的神门、阴郄、通里、百会、大陵等穴，可使大部分大发作病员的脑电图趋向规律，或者使病理性的脑电波电位降低。

又据报道，约有半数神经衰弱患者的脑电图呈病理性改变，但在针刺治疗过程中，不仅节律逐渐得到改善，其他病理性脑电图改变也逐渐趋向正常化，艾灸腧穴也有类似的调整作用。以上结果均说明针灸能影响大脑皮层的神经活动过程，具有使兴奋过程与抑制过程恢复平衡的调整作用。

2. 针灸对自主神经系统功能的调整作用

交感神经和副交感神经，共同担负着内脏器官功能活动的作用。每个器官都接受交感与副交感神经的双重支配，共同在大脑高级中枢的调节下，相互协调，处于动态平衡状态。如一旦遭到破坏，即可出现相应器官的功能紊乱。

针灸之所以能使在病理状态下的各系统内脏功能紊乱者趋向正常，主要是通过对自主神经系统功能的调整作用来实现的，也就是说针灸对呼吸、循环、消化、泌尿、内分泌等系统的调整作用，乃是针灸调整自主神经系统功能的客观反映。如用组胺和肾上腺素做皮肤试验、压眼反射等方法，观察到胃溃疡患者在自主神经兴奋性增高时，针刺可使之降低；在自主神经机能失调的情况下，针刺又有调整作用。

皮肤电反射只随交感神经活动变化而变化，是研究自主神经反射最合适的一种客观指标。为了证明针刺对皮肤电反射的调整作用，有关单位给志愿受试者事先服麻黄素，使其交感神经兴奋性增强，皮肤电位增高，结果发现大多数受试者针后的皮肤电位都有明显降低，说明针刺主要能使已兴奋的交感神经的兴奋性趋于降低。

苏联学者勃格勒里克通过他一系列的实验研究结果指出，针刺既能使升高了的交感神经兴奋性降低，又能使升高了的副交感神经兴奋性降低，还能使不对称的自主神经功能恢复对称，从而使自主神经功能的各种紊乱均趋向于正常。

3. 针刺对周围神经功能的影响

有人报道针刺家兔的"血海""梁丘""伏兔"等穴，能使部分去神经的股四头肌功能恢复，并防止健侧肌电位的下降，作者认为针刺可能促进了残存的完整神经末梢芽枝的增生。也有报道用钳夹家兔坐骨神经的方法造成后肢运动障碍，发现在电针治疗后，酸溶性磷、磷脂磷减少，核酸磷增高，而蛋白磷无明显变化。认为磷脂磷的减少表明神经组织的好转，而核酸磷的增多则与促进神经再生恢复有关。

（十）对免疫系统功能的影响

1. 针灸对细胞免疫功能的调整作用

① 针灸对外周血液中 T 细胞和 B 细胞计数及其他相关指标的调整作用：有人对诊断为风湿病、牛皮癣和过敏性疾病患者，在采用单纯针刺治疗前后及其治疗过程中，所查外周血液中 T 细胞和 B 细胞计数及活性的动态变化结果显示，上述指标均可随临床症状的改善而逐渐趋于正常，且在停止治疗后多无反复。还有人发现，冷冻针刺肾虚患者肾俞、京门二穴的 T 细胞增殖效应明显地优于普通针刺。

有人从临床实践发现，不论与正常值比较，还是与针前比较，针灸通常都能提高机体的淋巴细胞转化率（LTT）和玫瑰花结形成率（RFC）。如检查 60 例急性菌痢患者治疗前的 LTT 均值，显著低于正常值（$P < 0.001$），其中 33 例经针灸治疗后的患者，LTT 均值又显著地高于正常值（$P < 0.001$）；又如针刺治疗 20 例乳腺增生患者，在获得明显临床效果时所测 LTT 及活性和总 RFC，也分别比针前明显增殖（$P < 0.05$）。艾灸也有同样效果。

但也有不少临床报道又发现，针灸虽以升高 LTT 和 RFC 为主要倾向，但对于针前已升高者则可使之降低，针前处于正常水平者或使之升高或无明显影响。如对 12 例拟行针麻手术患者电针合谷、足三里等穴的前后，分别检测其 LTT 和活性、非活性 RFC 的试验结果发现，针前偏低或一般水平者，针后多呈提高；针前偏高者，针后多呈降低。

② 针灸对外周血液中白细胞吞噬功能的调整作用：据报道针刺正常人的足三里穴后，5 小时后的白细胞吞噬指数均值，即由针前的 15.6% 增至 20.4%，在连续 3 天，每天针刺 1 次：分别观察针后 0.5、1、3、6、12、24 小时 6 个时段的白细胞吞噬指数的动态变化，发现该项指标一直呈螺旋式上升，待至第 3 天，针后 24 小时即达 35.2%，高于针前一倍多。同时，对 20 名健康人和 21 例急性

菌痢患者，以同样方法针刺上巨虚、漏谷穴组的前后不同时程进行对比检测，针后 4 小时，结果正常组白细胞吞噬指数均值，由针前的 29％增至 43.1％，患者组由 60.5％增至 79.3％。说明针刺不论对正常人或患者，均具有增强白细胞吞噬指数的作用。尽管急性菌痢患者针前白细胞吞噬指数已有了大幅度的上升，但针刺的此项效应依然在患者身上表现明显，尤其是后效应持续时间更长。近年来，各有关单位已先后在不同的动物实验中引出了与此项一致的结果。

③ 针灸对网状内皮系统吞噬功能的调整作用：据报道，将正常家兔分成电针组、捆绑组、空白组进行实验，电针"上巨虚""天枢"，每次 30 分钟，连续 3 天，3 组动物分别于第 1、6、10、15、20 天测其肝脏网状内皮系统的吞噬能力。结果电针组第 6、10 天所测数据分别高于对照组 49％及 63.3％（$P < 0.01$），说明针刺正常动物不仅能即时激活网状内皮系统的吞噬功能，而且具有很长的后效应。又如以血清胶体磷消失时间为观察指标，当用人工放血的方法造成小鼠实验性低血压后，电针"人中""内关"30 分钟，即可使其清除时间比对照组明显缩短。说明在机体处于异常状态下，穴位电针更能改善网状内皮系统的吞噬功能。艾灸也有同样的效应，如给小鼠腹腔内注射等量鸡红细胞悬液，6 小时后艾灸组的腹腔巨噬细胞吞噬强度明显地高于对照组。

2. 针灸对体液免疫功能的调整作用

① 针灸对血清免疫球蛋白的调整作用：有人报告针刺正常人主要能使 IgM 普遍显著升高（$P < 0.02$），IgG、IgA 则无明显改变。又据报道，45 例急性菌痢患者于针灸前后的血清各类蛋白的比例变化，其中一组为单纯针刺治疗的 33 例，针后第 2 天血清中的白蛋白较针前显著降低（$P < 0.01$），α_1、α_2 球蛋白显著增高（$P < 0.01$），β 球蛋白也呈增高（$P < 0.05$）。

另一组针灸并用治疗 12 例，在针灸后第 3、5 天分别测定血清中各类蛋白的比例，与前述结果基本一致，唯部分病例还见有 γ 球蛋白增加。关于针刺治疗支气管哮喘，有一篇报道，该患者的 IgA 含量与正常值无显著性意义（$P > 0.05$），IgM 升高（$P < 0.01$），IgG 下降（$P < 0.01$），经针刺治疗后，凡效果肯定者，IgG 均呈明显增高；而治疗无效的患者，针后虽已见到 IgA 有下降趋势，但在针刺过程中各类免疫球蛋白均无重大改变。

另有一篇报告，则针后 IgA 呈明显增高（$P < 0.02$），而 IgG 和 IgM 反有不同程度降低（$P > 0.05$）。还有人对 22 例过敏性鼻炎患者经连续 6 次针刺治疗后，症状消失者占 50%，中度减轻者占 30%。有效病例中的 64% 患者 IgE 均呈显著降低，其中降低率达 50% 者，随访 6 个月仍无症状。由此可见，针灸对不同的疾病患者，乃至同一种疾病的不同患者，可以使其血清免疫球蛋白发生不同的变化。

②针刺对调理素的调整作用：调理素又称噬菌素，据报道，针刺正常家兔"足三里"后 8 小时血清调理素显著增加，从而促进白细胞吞噬指数的上升。如事先给予家兔被动免疫，针后第 5~10 天血清调理素指数可高于对照组的 3 倍。

③针刺对裂解素的调整作用：裂解素主要能裂解含有大量多糖体的革兰阴性杆菌，也能在没有补体参与的情况下灭治病毒。据报道针刺人和动物"足三里"穴，裂解素均有增加。人体针后增加 17.85 单位，家兔针后增加 62.1 单位，尤以 12 小时后增加显著，对照组则无明显变化。

④针灸对补体的调整作用：有人针刺正常人足三里、天枢等穴，观察针刺前后的补体效价，发现其平均值皆较针前提高，且发现原补体量少者针后增加量较多，增加的人数也较多；原补体量多者，针后增加量较少，增加的人数也较少。也有报道，不论正常人或急性菌痢患者，凡经连续 3 天针刺，他们血清中的总补体含量均较针前显著增加（$P < 0.01$）；连续 7~12 天针刺，仍可继续呈现增加趋势。以针刺方法治疗有效的疟疾患者，其血清补体含量一般都在针后 72 小时，即比针前显著增加（$P < 0.01$），14 例有效者的补体均值，显著高于 12 例无效者（$P < 0.01$）。有人电针家兔"大椎""陶道"，也发现针后补体效价普遍升高。

⑤针灸对抗体的调整作用：

a. 针刺对凝集素的调整作用：据报道，以外陵、阴陵泉等穴针治急性菌痢患者，在升高凝集素平均效价方面，比药治组速度快、滴度高。动物实验方面，如以伤寒三联疫苗注于家兔"足三里"，再施以"足三里"针刺，结果针刺组血清伤寒杆菌凝集素在针后 3 周内始终高于对照组，最高效价可达 1：3200，而对照组仅为 1：800。以针刺及填盐灸治疗猴实验性细菌性痢疾，第 2 天即可产生抗体，病后 41 天仍维持较高水平；而对照组第 6 天才产生抗体，病后 41 天下降到只有 1 ∶ 45。也有报道，针刺可使长期降低的抗体重现效价增高，提供了针刺预防传染病的可能性。又用穴注家兔制成的特异性凝集素，其效价高出常法制备者 2~7 倍，具有实用价值。

b. 针刺对间接血凝素的调整作用：有人对以上巨虚、天枢、气海为主穴所针治的 39 例急性菌痢患者，在其针治前及针治第 3、7、12 天分别采血，各与从其自身大便培养出的痢疾杆菌所制的灭活菌液进行间接血凝试验，借以测定间接血凝素的可滴度，并与 50 名正常人作对比，结果发现针治前患者血清中抗体滴度比正常人低。经连续针治 5~10 天后，患者血清抗体滴度即可很快上升，有关的动物实验也得出与此一致的结果。

⑥ 艾灸对溶血素的调整作用：据实验报道，电针或针刺家兔两后肢坐骨神经，以观察对抗羊血细胞溶血素的影响：结果电针组于首次注射后 5 小时即产生效价，平均为 1 ∶ 43；而对照组直至 48 小时后方产生效价，且平均仅为 1 ∶ 14。最终效价，两者竟相差 6 倍。

有人对经伤寒杆菌死菌液或绵羊红细胞免疫后，艾灸其"大椎"穴，发现能促进伤寒杆菌凝集素或溶血素的产生，其平均效价较对照组高二倍有余，灸"百会"穴则作用较差。说明艾灸对抗体的产生有促进作用，且有其穴位的特异性。又利用溶血空斑试验，来测定艾灸对抗体形成细胞的影响，发现试验动物的溶血空斑数较对照组有明显增加，具有统计学意义。同时，脾脏重量在试验组动物较对照组亦有明显增重现象。通过本试验，空斑形成细胞增长与抗体增长的规律相一致，因而推想艾灸之所以能促进抗体的产生，与其促进抗体形成细胞的活力有关。

⑦ 针刺对溶菌素、杀菌素、沉淀素的调整作用：有人以足三里穴位注射 0.1 毫升伤寒三联疫苗的方法，对人体进行免疫，同时每周加针足三里 3 次。经穴注组与皮下注射组比较，结果前者溶菌素、杀菌素和沉淀素的效价均比后者明显提高，持续时间明显延长，而且穴注疫苗用量仅为一般皮下预防接种量的 1/7。

⑧ 针刺对溶菌酶的调整作用：据对 46 例急性菌痢患者，于针刺前后分别测定的血清溶菌酶含量变化显示，针后 3 天明显升高，针后 7 天则可随着大便

培养转阴而同时逐趋下降，一般多在针后 12 天恢复正常。若大便培养不转阴，届时非但不下降，反可继续上升。

⑨ 针刺对血浆杀菌力的调整作用：对 37 例急性菌痢患者针治前后做血浆培养的菌落计数比较，发现经第二次针刺后的 30 分钟，采血培养的菌落均数即显著减少（$P < 0.01$），说明针刺能显著提高感染性患者的血浆杀菌力。此效应在家兔身上，成功地获得重复。

此外，值得重视的是，有人比较性地测定正常人和晚期癌肿患者的细胞免疫功能，发现癌肿患者显著地低于正常人，而经针灸为主，结合部分中药治疗半年后，病情稳定的患者细胞免疫功能有所上升。病情恶化的患者，则进一步降低，两者差异有显著性意义（$P < 0.01$）。

也有人以艾利尔氏腹水癌接种小白鼠 9 日后，抽其腹水对家兔进行免疫，对其中一组家兔在每次免疫后均施以"关元""足三里"穴组针刺，另一组不予针刺作为对照。结果针刺后所产生的血液抗体效价，在第一过程较对照组高了 2 倍，第二过程高 10 倍。这些研究结果，为肿瘤的治疗开拓了一条新的途径。

以上关于针灸对免疫系统功能的调整作用，与古人所说的扶正祛邪的理论是不谋而合的。

三、功效有三大因素

从上述各节可以看出，针灸对人体各个系统的功能活动都起到调节修复的作用，使病理状态恢复为正常状态而治愈疾病，但这种功效的获得，又常与下列三大因素有关。

（一）机体机能状态

针灸对机体的影响虽然是多方面的，但总的来说是一种良性双向调整作用。其影响主要决定于针刺时的机能状态，不少实验证明，机体处于正常状态时，给予针刺一般都不出现明显反应，只有在病理状态下，才出现调整作用。即当机能状态高时，针灸可使之降低；反之，可使之增高；不平衡时，又可使之趋于相对的平衡。针刺不但对机能的改变，而且对组织器官的代谢过程和某些器质性改变，都有一定的调整作用。这种调整作用，既可表现于局部，也可影响到全身各个系统。

（二）穴位的相对特异性

人体有许多穴位具有比较明显的主治某些疾病的作用，存在着相对的特异性。例如针刺"照海"，可促进狗水负荷后的肾泌尿作用，但针刺"肾俞"时，则出现抑制作用。又如针刺人中、素髎、涌泉等穴，经大量临床实验证明，有较明显的升压作用，而针刺其他腧穴，则升压作用较弱或不明显。

我们用针刺治疗急性菌痢，取穴以天枢、气海、上巨虚等穴为主，治愈率达 90% 以上，而有意设一对照组，选五个非经穴点针刺治疗观察，结果大都失败而转组治疗，说明穴位的选择和组合是决定针灸作用的又一主要因素。

（三）针刺的刺激量

针刺方法中有各种刺法和补泻手法，形式不同，操作各异，但其中都存在刺激量的问题，因为不同刺激量能引起机体的不同反应。因此，在机体功能出现不同变化时，就需要采用与机体功能变化相适应的刺激量，才能有效地调整其功能，促使其恢复正常。例如，用弱电流刺激家兔"中脘"等穴，可兴奋胃运动，而改用强电流刺激，则使胃运动呈抑制状态。又如当家兔直肠运动处于相对低落时，用一进三退（泻法）与三进一退（补法）两种不同手法，分别针刺"上巨虚"穴，结果获得两种截然相反的效应，即前者抑制，后者兴奋。我们曾对坐骨神经痛患者针刺环跳、阳陵泉等穴时，采用轻重两种不同刺激方法，以血管容积描记器进行观察，轻刺激时，多呈血管扩张反应，重刺激时，则呈收缩反应。说明掌握适当的针刺的刺激量，也是发挥针刺作用的重要环节。

总之，影响针刺治疗作用的因素很多，除了上述三方面外，尚与有无针感、针刺的深浅、时间、次数、所用针的种类，以及患者的身体状况、精神状态、生活习惯、家庭环境、个人配合好坏等有关，这些因素不但可影响针刺的效应，而且影响针刺作用的性质。

第六章 中医针灸现代有关问题

中医针灸治病效果的获得是由多种因素决定的。实践证明，在治疗过程中，由于某些环节的薄弱或偏差，其疗效即会产生影响，因此很有必要研讨与治疗效果有关的一些问题。

一、检查诊断问题

《灵枢·九针十二原》说："凡将用针，必先诊脉，视气之剧易，乃可以治也。"又说："睹其色，察其目，知其散复，一其形，听其动静，知其邪正。"

《灵枢·终始》说："凡刺之法，必察其形气。"《灵枢·本神》说："是故用针者，观察病人之态，以知精神魂魄之存亡得失之意。"

看这些记载，可知古人在临证治疗中是十分重视检查诊断的。可是，由于中医针灸以往一度衰落，曾经被清末禁止过，所以后来诊治病种只局限于肌肉、关节、经络间的病，治疗方法也逐渐趋向简单，检查诊断，也日益疏忽，甚至强调"针家不诊"而相沿成习，至民国时期其弊病犹未能完全改变。

近几十多年来，由于针灸学的日益发展，治疗病种不断扩大，不仅通治各种常见病证，而且还诊治许多疑难病证，若没有详细的检查、正确的诊断就盲目进行治疗，那后果是不会理想的。怎么才能做出正确的判断和确当的治法呢？我们认为这不仅要善于运用中医的四诊合参和辨证论治，还要配合必要的现代医学检查方法帮助诊断，使辨证与辨病结合起来，既可为针灸治疗提供依据，又可启发思路，为针灸治疗创出新路。

二、治疗的相关问题

（一）方法问题

治疗方法包括各种针具、各种针刺法和灸法等。在这方面，古书中有明确的记载。如《灵枢·官针》："病在皮肤无常处者，取以镵针于病所，肤白勿取。病在分肉间，取以员针于病所。病在经络痼痹者，取以锋针。病在脉，气少当补之者，取以锃针于井荥分输……病在五脏固居者，取以锋针，泻于井荥分输，取以四时。"说明不同针具各有适应证。目前，针具有长、短、粗、细各种规格，使用时一般对浅表病证与老弱久病虚证等应用短、细的针；对病在深处与年轻体质强壮、暴病初起的实证等，应用长、粗的针，这样方能抗病祛邪。此外，如皮肤针、揿针、皮内针等，以及目前发展的各种电针、激光、微波等等针灸方法，均各有其适应证。这些方法可以单独应用，亦可配合应用。从目前临床应用看来，不同治法有机地配合起来，可以提高疗效，但也要避免过多的不适当的配合，以免使机体遭受不必要的刺激，增加病人的痛苦。

针法与灸法的选择，是由病来决定的。《灵枢·官能》说："针所不为，灸之所宜。"又说："经陷下者，火则当之；结络坚紧，火所治之。"指出灸法的适应证。目前，重针轻灸的倾向比较严重，应加以纠正，以充分发挥灸的作用。

（二）处方问题

汤药处方有君臣佐使之分，针灸虽不同于汤药，但在处方选穴中，也有主次之别，目前通常用主穴和备用穴来区分。主穴，即起主要作用的穴位；备用穴，即起辅助作用的穴位。每一处方，除单用一穴治疗者外，一般由3~5穴组成，其中针对性最强者即为主穴，其余为辅助穴，与药物处方要求相同。

（三）针刺先后问题

对处方各穴针刺先后问题，一般均认为应自上而下地针刺。例如，处方中有头部、上肢、下肢穴位时，应先头部，次上肢，后下肢，按次进行，但在特殊情况下则有所不同。如要使治疗起到降逆作用的，应自上而下地针刺。

临床治疗咳逆气喘时，取天突、膻中、气海、足三里等穴时，一般先针刺天突，次膻中，再次气海，然后足三里，引导气机下降。

而治疗气虚下陷者，则应自下而上地针刺。如治脱肛，先针长强、关元，而后取百会等，以升清阳之气。有些病证，自下向上发展的，应先刺其下，而后刺其上。反之，自上而下发展的，应先刺其上而后刺其下（上下指穴位）。所有这些皆为临床常用之法，都与疗效有关，虽不是一成不变，但应予重视。

三、操作手法问题

针刺操作手法，包括进针、留针、出针整个过程和各种刺法、辅助手法、补泻法等，每个方法都有具体的操作过程和严格的要求。临床上根据病情，选用合适的方法，如法进行操作，才能取得良好效果。在有些情况下，操作方法的正确与否，常起到决定性作用。尤其对急性病，针刺得法，往往能收到立竿见影的效果。而操作不得法，或违反操作规程，不仅无功效可言，甚至可引起不良反应。

如何掌握针刺操作手法呢？首先要有坚实的基本功，练就较好的指力与腕力，熟练地掌握各种操作方法和技巧，临床时集中思想，一丝不苟地细心操作，才能确保疗效。例如，进针前要做好消毒、选择针具等术前准备工作；下针时要对准穴位，一手按压，一手持针，刺透皮肤时做到不痛；进入皮肤后要缓慢捻进，避免刺伤血管和神经等；刺到应刺的深度行针，行针时要求手指灵活，捻转提插，动作自如，同时要善于体会针下的感应，针下空松表示不得气，针下沉紧表示已得气。还要注意病者的神态，以揣测病者的适应能力；要听取病人下针后的反应，要注意得气的轻重，得气过轻者，适当加强行针，得气太重者，适当减轻行针，或稍停，使气缓和。要根据治疗需要，控制得气传达方向；要在得气的基础上，及时操作对症的补泻手法，要掌握行针的时间和进针刺激量等等。对于一些常用手法，也应知其区别。一般说来，捻转手法，每每适用于调气为目的治疗，例如经络气血阻滞、内脏气机失调等。提插手法，多适用于调控阴阳平衡的失调。如捻转与提插相结合，常可起到通调气血、调理阴阳的双重作用。

刺激量的强弱，一般对实热证，尤其是痉挛、剧痛等，应用强烈而持久的针刺法，要有足够的刺激量，才能顿挫病势。对于虚寒证、慢性衰弱者，应用较短的时间较弱的针刺法，以免损伤正气。对针感传达的要求，凡内脏病在其局部取穴针刺时，如中脘治胃病、天枢治肠道病，以针感向四周扩散为宜，而在四肢取穴时，则要求向上下传达为好。

关于补泻手法的应用，其原则为虚证寒证宜补法，实证热证用泻法，虚实不明显的病证用平针法。对有些病证，如高热、急性出血等应以提插为主，结合捻转的泻法为宜，而剧烈疼痛、痉挛、抽搐等，则以捻转为主，结合提插的泻法为佳。某些特殊的针法，更有明确的适应证，如热补法，应用于虚寒性质的病证，凉泻法应用于实热性质的病变；龙虎交战法，应用于止痛；阳中隐阴，阴中隐阳的手法，则应用虚实互见，宜补泻兼施的病证。总之，要因症制宜，切中病机，才能发挥良好的作用。

四、治疗时间问题

治疗时间，包括每次治疗的时间，时间的选择和治疗间隔时间，以及疗程等。目前尚无统一的意见。但根据古书记载和临床治疗观察，有以下要求。

（一）每次治疗时间问题

每次治疗总的要求是要有充分的时间，从容不迫地细心操作。对每一穴位，应根据病情和不同手法操作的需要来掌握，轻浅病证，针刺行针充分得气后，即产生效应，便可出针，一般疾病可留针15~20分钟。而对急性疼痛、痉挛抽搐以及昏迷休克等病证，均应持续地反复行针数十分钟甚至数小时，不应受时间的限制，而当以顿挫病势力求改善症状为原则。关于留针，从临床治疗和实验观察看，确有提高疗效的作用。也就是说，留针时间一般为 10~30 分钟，但在特殊情况下，可以延长至数小时。耳针留针，更有长达数天的。总之，应根据病情和具体针刺法的需要而定。

（二）具体治疗时间问题

在选择治疗时间上，一般性病证，可以不拘，但对那些发作有时间性的病证，必须注意治疗的时间。如《内经》中对疟疾的针灸治疗，就提出"凡治疟，先发如食顷，乃可以治，过之，则失时也"。大凡治疗疟疾，应在病没有发作前如食顷乃刺之的方法，这是符合科学要求的。要选择时间治疗的病证较多，例如针刺退热要在发热最高时刺之作用明显，而间歇热则在间歇时刺之，方获得控制；溃疡病疼痛有规律，应在未痛前针刺较好；妇女痛经，则在月经前一周开始治疗为宜；慢性气管炎，冬令发作较甚，要在夏末秋初预先治疗，或采用冬病夏治的方法效果较好。

（三）治疗间隔时间问题

治疗间隔时间目前无统一意见，人体和动物实验观察表明，针刺除了当时可发生治疗作用，最长的疗效还能持续 20 多个小时，但普通最佳的作用时间一般只有十几个小时。因此，针刺治疗间隔时间不宜过长，若是慢性病，每天只需一次或者隔天 1 次即可；如果是急性病，患者体质又较好的，每天可治疗 1~3 次来确保疗效。

（四）疗程的长短问题

疗程的长短，可根据不同病证而定，急性病一般应连续治疗，以治愈为止，中间无需休息。但观察疗效也应有个限期，不能漫无止限地治疗，使急性病转为慢性病。

限期的长短，可因病而定。慢性病一般治疗 10~15 次后，应有个休息时间，因为针刺毕竟是创伤性治疗，连续治疗后应休息几天，使机体得以修复。至于整个疗程的时间，当因病而异。除特殊病种外，一般应治疗观察 1~2 疗程，如无好转者，应变换治法。对于危重病员的抢救，时间就是生命，应做到及时、准确。

上述均为针刺治疗与时间的相关问题，临床治疗时不可忽视。此外，尚有按时辰治疗的针灸方法，如子午流注、灵龟八法等，是根据气血流注的时间，推算取穴治疗。可参阅《杏林新园》或其他专著，本文不做讨论。

五、年龄体质问题

因年龄的长幼，体质的强弱，体形的肥瘦等，对每个人针刺的方法都不尽相同，疗效亦有差别。古代文献对此有较多记载，摘录数则，供临床参考。

《灵枢·逆顺肥瘦》说："年质壮大，血气充盈，肤革坚固，因加以邪，刺此者，深而留之。此肥人也。广肩腋，项肉薄，厚皮而黑色，唇临临然，其血黑以浊，其气涩以迟，其为人也，贪于取与，刺此者，深而留之，多益其数也。"指出年轻体壮，血气旺盛，皮肤坚实而又外感实邪时，应深刺而久留针。对于肩宽体胖，身体魁梧，皮肤黑色，气行涩滞的人（感应迟钝），要深刺久留，并增加针刺的次数，才能获得效应。

又说："瘦人者，皮薄色少，肉廉廉然，薄唇轻言，其血清气滑，易脱于气，易损于血，刺此者，浅而疾之。"指出对体质消瘦而又敏感的人，针刺时，应浅刺而疾出针。

又说："刺常人奈何……视其白黑，各为调之。其端正敦厚者，其血气和调，刺此者，无失常数也。"指出对一般正常人应按常规治疗。

又说："婴儿者，其肉脆，血少气弱，刺此者，以毫针浅刺而疾发针，日再可也。"指出婴儿肌肉柔嫩，血气未充，应用细针浅刺轻刺，一刺即出的方法。

上述各条可以说明对体质强弱、体形肥瘦和年龄长幼等不同情况，应分别采用不同的针具与刺法进行治疗。一般来说形体充实、正气旺盛的成年人，抗病力强，患病时多见实证，对针刺耐受性亦较强，故宜用深刺、重刺和久留针的治法。瘦弱之体，正气不足，抗病力弱，患病时多见虚证，对针刺的耐受性也较弱，故应用浅刺轻刺，少针、不留针的治法。小儿稚阴稚阳，脏腑娇嫩，易实易虚，对针刺反应迅速，故应当用浅刺疾出的治法，一般都不需留针。按这个原则进行治疗是正确的，但目前临床上经常有人按照现代书本指定的尺寸和深度进行扎针，所以其疗效大多不理想。

六、针灸的宜忌问题

针灸治病如按常规操作，一般是较安全的，但也不是毫无禁忌。只有掌握其宜忌，才能确保安全。

在针灸禁忌方面，古人在长期实践中，积累了很多教训，总结出许多经验。如《灵枢》"逆顺""五禁""终始"等篇，均有记载。更有《刺禁论》的专篇论述，其中有些内容，至今仍有现实意义，可供我们参考。从古代文献记载结合现代临床实践，针灸的禁忌可分为病证的禁忌、部位的禁忌和生活方面的禁忌等。

（一）病证的禁忌

《灵枢·逆顺》指出："无刺熇熇之热，无刺漉漉之汗，无刺浑浑之脉，无刺病与脉相逆者。"意即指对热势炽盛、大汗不止、脉象混乱、脉证不符等病情危重的患者，不可轻易地针刺。因为高热时气血沸腾，全身处于高度兴奋状态；大汗不止，阳气衰亡，全身处于极度虚弱状态；脉象混乱，脉证相逆，多属病情危重。

这时一般都不适宜针刺，因为针刺作用主要是调整和激发机体的自身功能，以抗御病邪，即所谓"扶正祛邪"。如正气受到严重耗伤，到了不可激发的程度，则针灸亦丧失其作用，甚至会加重其病情，故列为禁忌症。

当然这是从理论上来解释的，在实际工作中不一定就受此限制，对危重病人，应竭尽全力，敢担风险，积极进行抢救。

《灵枢·五禁》说："形肉已夺，是一夺也；大夺血之后，是二夺也；大汗出之后，是三夺也；大泄之后，是四夺也；新产及大血之后，是五夺也。此皆不可泻。"对高度瘦弱、大出血、大泄、大汗以后，身体衰弱的患者，不能用泻法，以免再伤正气，临床上必须注意。这里所说不能用泻法，并非绝对不能针刺，与禁针有所区别。

（二）针刺部位的禁忌

《素问·刺禁论》对人体重要脏腑、器官、脑髓、大动脉、某些大关节等处所分布的穴位，都提出严格的针刺禁忌，并论述其误刺的不良后果。现对其中内容用现代解剖生理学知识进行分析，基本上都是正确的、切实可信的。虽然由于现代针具的改良，消毒更严密，手法操作的改进，有些部位已不属禁忌之例，但对于重要脏腑，如心、肺、肝、脾等内脏所在以及重要神经和动脉分布之处，下针时仍应十分慎重，注意安全。

（三）生活禁忌

《灵枢·终始》提出十二禁，为"新内勿刺，新刺勿内；已醉勿刺，已刺勿醉；新怒勿刺，新刺勿怒；新劳勿刺，新刺勿劳；已饱勿刺，已刺勿饱；已饥勿刺，已刺勿饥；已渴勿刺，已刺勿渴；大惊大恐，必定其气乃刺之。乘车来者，卧而休之，如食顷乃刺之。步行来者，坐而休之，如行十里顷乃刺之。"所提出的十二种情况，都具有一定的科学依据，尤其是对于身体过分疲劳和情绪过分激动以及醉饱之后，更应避免针刺，否则易引起晕针等变端。

七、休息、营养、护理等问题

在治疗期间注意休息与营养，加强护理等都是保证治疗、提高疗效的必要措施。各科都有同样要求，这里主要指与针灸治疗直接相关的一些问题。

（一）休息

针刺治疗前应休息片刻，使身体处于安静状态，然后进行治疗，有利于发挥针刺的作用。对于那些因激烈活动或紧张的脑力劳动，身体正处于高度紧张状态者，更应注意适当休息。针刺治疗后一般也应休息片刻，因为针刺能引起人身气血、阴阳发生一系列变化，这是战胜疾病、促使机体恢复正常功能的需要，因此必须适当休息，保持和延长这种变化，方可充分发挥其作用。每次治疗时间的间隔与每个疗程中的间隔，也是为了有一定休息时间，尤其是连续针刺后，机体易于疲劳，而且也易于出现针刺感应迟钝的情况而降低治疗效果，故必须休息。

（二）饮食营养

注意饮食的宜忌与增强营养是治疗中的重要环节，特别是饮食宜忌与疾病密切相关。例如水肿病者应忌盐，糖尿病者应控制饮食，胆囊炎者应忌食油腻，高血脂者应少食动物脂肪等等。各种治疗都有同样要求，针灸治疗也不例外。由于针灸治疗的特殊需要，有意食用与病证不相宜的食物，例如给予胆石症者高脂食物引起疼痛急性发作，针灸可因势利导，促使排石；化脓灸后多食海鲜，可促使化脓等，为临床所常用。

（三）护理

护理在医疗工作中的重要性不言而喻，护理的重要性在针灸治疗中尤为突出。例如，针刺前针具的整理与消毒，针刺时的皮肤消毒，进针前病人体位的适当，留针时保持体位的不移动，防止曲针与折针，出针时注意防止出血以及引起血肿，或对出针后遗留后遗感等的处理，都与疗效有关。尤其是出现晕针、折针等情况，更应沉着而妥善地处理，以免导致不良后果。

八、配合治疗问题

针灸能治疗许多病证，但其作用有一定的限度，不是万能的。有的病证可单独用针灸治疗，而对有的病证，针灸只能对其某些症状或在疾病过程中的某一阶段起到治疗作用。因此，必须与其他治法紧密配合，才能更好地发挥作用。尤其对复杂多变的病证，更应注意用综合的治法来处理。

（一）针灸的综合治疗

各种针灸的方法，均各有其独特的作用和适应的病证。但如能根据其作用，有选择性地把它们有机结合起来，使它相互之间起协同作用，就能提高疗效，实践证明这样是行之有效的。例如针法与灸法同用，对许多慢性病的治疗比单独用针或用灸的效果更好；针灸与拔火罐配合应用，对治疗关节病、神经痛、肌肉风湿、劳伤等可以提高疗效，缩短病程；针刺与水针配合，既有针刺的作用，又有药物的作用；针刺与电针配合，可以连续而较长时间地刺激，对一些需要连续强刺激的病证更为合适。其他如激光、微波等疗法，如能适当配合，都有利于疗效的提高。在这一方面还需进一步地探索，才能充分利用。

（二）针灸与其他治法的配合

针灸与其他治法的配合，只要主攻方向一致，目的相同，不仅没有矛盾，而且能相得益彰。例如，针灸配合推拿对许多关节痛、神经痛等可明显提高疗效。针灸配合气功锻炼，对许多慢性衰弱病证，可缩短疗程。特别是针灸与中西药配合，更有广阔的发展前途，即所谓汤药治其内，针灸攻其外（尤其是筋骨关节），内外合治，加强疗效。例如，目前中医急诊室中对剧痛、昏迷、高热等病员，进院后立即应用针刺以顿挫病势，然后再进服汤药，收效常较满意。对于病情复杂或严重病证，都应采用综合治法为宜。

以上从八个方面讨论与针灸疗效有关的问题，供临床治疗时参考。此外要取得良好的医疗效果，还必须取得患者的信任与合作，鼓励患者建立起治愈疾病的信心，解除患者的思想顾虑等，这对提高疗效都能起到积极的作用。

第七章　中医生活中的个人领悟

一、冬吃萝卜夏吃姜

在冬夏季节，经常会有"冬吃萝卜夏吃姜"的说法。是的，为什么要冬吃萝卜夏吃姜呢？这也是年轻人经常问的问题。问得好，因为不是所有人都可以这么吃的，只有身体健康的人才可以这样吃，原因有二。

一是"冬吃萝卜夏吃姜"是为了能扩大人体耐受寒热的能力，从而提高人体的免疫功能。因为冬天是寒冷的季节，萝卜的药性也是凉的，在寒冷的冬天吃凉性的萝卜，其目的是为了增强身体的耐寒能力。夏天是非常炎热的季节，而生姜的药性也是热的，在炎热的季节吃热性的生姜，目的也是为了提高身体的耐热能力。如此若能承受，说明身体是强健的，可以提高身体忍耐寒热的下限和上限。可是，如果身体不健康甚至有病，切不可这么吃，否则会造成疾病。

二是"冬吃萝卜夏吃姜"有调和季节食物造成的阴阳失衡问题。因为冬季时，人们必然会多食温补之品，可是，若温补太多了，身体容易"上火"，所以吃吃萝卜会起到调和的作用。而夏天，人们多会因吃凉性食物和冷食而造成伤胃，如果是这种情况，那夏季吃生姜反而能护胃。但如果不是这种情况，还是不必这么吃。

可见，"冬吃萝卜夏吃姜"是有前提的，也就是说，若不适合上述两点，那还是不吃的好。所以，只有适合上述两点的才能吃，适合第一点的，就是体质强健的人；适合第二点的，就是冬季温补太多，夏季冷饮太甚，若冬夏饮食都很正常的，也没有必要特意"冬吃萝卜夏吃姜"。

前人的养生经验告诉我们，若能明白饮食的功效，比乱吃补更好，如大米饭是补充体力的主食，猪肉有润肠滋补的作用，青菜有通利胃肠助消食物的功能等等。当然，萝卜、生姜也有营养作用和药理作用。现代科学表明，萝卜、生姜的特殊成分，还有扩大生命机体的上下极限的作用。而且自古还有冬练三九夏练三伏的养生法，因为冬练三九有外练筋骨皮的作用，夏练三伏有内练精气神的作用。可见，冬吃萝卜夏吃姜也有此类的功能，用数学的话语说，这就是负负得正的原理吧。

天人相应原理告诉我们，过分舒服、过分苦难都是有害身体的，可见夏天的空调、冷饮，冬天的温室、暖气，皆不利于养生之道。所以，使用空调和暖气要适当，不可过分，与"冬吃萝卜夏吃姜"一样，只有在身体条件许可的前提下，适当合理地吃苦和磨练，身体才会真正有益。

二、酸能减燥润肺护筋

中医的五行是相对五脏的，所以五行平衡，身体就健康，要是五行不平衡，那身体就会出问题了。如肺气太盛则会金（肺）克木（肝），故治疗有用酸甘来增强肝木，我们将这种治疗称作"酸甘化阴"。因此，若肺气太盛，除了用中药治疗，也可采取酸甜食物来调理。如果从现代科学角度看，酸甜食物可激励人体内分泌，也就是说，酸甘食物有减燥、润肺、护筋和增强内分泌的作用，所以醋、山楂、柑橘、橙橘、秋梨膏、柚子等都是滋阴润燥的酸性食物。当然应当注意的是，酸性食物中也有不利脾胃的，如酸梅，吃多了容易造成胃的不适，胃不好者不可多吃。

别小看这些小小的饮食常识，其中有奥妙，懂得掌握者，对日常生活大有裨益。如内分泌失调的人，若多吃些酸性水果，就有可能会调整过来。筋骨有病的患者也应适当吃些酸性水果，本人临床中就有过这样的案例。20 世纪 90 年代，省京剧团有一位武打演员，其翻跟斗的本领是有名的，可他因为爱吃辣椒，多年后，一次在舞台上翻跟斗，腿筋撑断。那小腿下部的筋腱断后，会收缩到近膝处，到医院缝合治疗时，医生要用夹子从皮下伸到近膝处，夹住筋腱拉下来缝合，其痛苦之大是可以想象的。可次年康复后，再上台翻跟斗时又撑断，再缝合。休息年余康复后，再上台表演，又一次撑断。如此连续撑断三次。

那个时代，由于京剧团与杂技团演员的疾病大多都在我处治疗。有一次他因无法再上台表演，很无奈地与几位同事一起到我处寻问针灸能不能治疗腿筋病，并诉说了这些断筋的经历。我听后，经过细心诊断，告诉他，针灸治疗运动性疾病很有效，并指出该病与爱吃辣椒和喝酒有关，因为辣椒与酒都有金克木的负作用。与他同来的几位同事听后，大叫精彩，因为这位断筋演员爱吃辣椒是有名的，而且吃的程度经常让人惊叹。我告诉他们，辣椒有补肺生金的作用，但吃过多会有金克木的负作用。该演员听后万千感慨，并说酒可以不喝，但辣椒却无法不吃，问我怎么办？我在为他们施针治疗的过程中，经过三思，试探着对他说，酸能制辣养肝，若吃辣椒时，沾醋吃，行吗？他听后，高兴地满口答应，保证做到。

二十多年过去了，那位三断腿筋的演员，现在已经成为京剧团的武功老师。他的腿筋，从那年治疗后配合沾醋吃辣，至今安然无恙，再也没有发生过断筋的问题。

三、灸治嗜热点的好处

相信每一个有经验的针灸医师，都有过这样的体验，在给病人做传统的灸治术时，常会发现，在施灸的过程中，病人有某穴点特别喜欢你多灸一会儿，这就是我们专业术语所谓的"嗜热点"。

嗜热点的嗜热原理是什么呢？有人说，嗜热点就是疾病的反应点，因为疾病反应点的皮肤腠理不密以至热容易穿透，所以就成了嗜热点。此说虽然不错，但还有问题的，试想，人体是恒温体，若皮肤腠理不密，虽然会喜欢热，但热只能高些许才行，但艾灸的温度可高了，其穴道应该要拒热才是。其实，所谓"嗜热点"，其原理是复杂的，其好处我们曾归纳出以下三点。

1. 由于疾病的产生，病灶及其反应点的血供也就不足。正因血供不足，其病灶反应点穴位的体温下降，此时给反应点做热灸正是时候。因其灸热会随着血液循环改善，并传导到体内，促进人体的代谢，增加其穴道的驱邪能力。所以会表现为嗜热。

2. 人体患病的器官组织，血循环一定是受阻的，其病灶的人体能场肯定是不足的。既然能场不足，当然就很需要热能，也就是说，疾病反应点所反映的是病灶体能不足的异常表现，所以疾病反应点会表现为嗜热点。

3. 中医有"气为血帅"的理论，灸气的热能进入病灶反应点后，一定能改善血循环，其结果既能带走病理渗出物，又能满足营养供应，因此会令患者感到舒服，于是就产生了嗜热的表象。

四、应对发物发药有三诀

食物有发物，所谓发物，就是食用后会诱发故疾，所以人们将这些称之为发物，如芋头、牛肉、鸡肉、鹅肉、洋葱、龙虾、牛奶、烈酒等。发物是人们享用的食物，所以身体有问题的，如皮肤瘙痒症、疮口未愈者、肿瘤结节病等，面对发物应当避免或减少食用。

中药里头有发药，中药里的发药，是用来治疗疾病的，而且还分为发汗和发散两种。

发汗药可用来治疗邪实症，如麻黄、桂枝、荆芥、柴胡等。当患者外感风寒、风热、腠理不宣之症等，历代医家圣手会经常施以妙用。不过我们也要注意的是，发汗若太多会伤正，故医者用时当慎之，切莫滥用。

发散药的用法有两种情况，一种是用于体毒过甚之时，如皮肤过敏症，这种皮肤病就当用发散药进行治疗；另一种是用于发病急骤之温热病，如水痘病要透疹。也就是说，需要发散的病，多为温热性疾病，所谓温热性疾病就是现代的病毒性疾病，因其发病急骤，又多邪客于表，致使疏导排解受阻，故以发散药治之最为便捷；若不发散，留邪就不好了。

对于患者和医者而言，若能晓得如何应对发物和发药，是颇有意义的。面对发物和发药，如何正确把握呢？笔者有三要诀，可供大家借鉴，即：发物享用要适当，发汗见好要就收，发散最好要发透。

五、治风伤宜辨证论治

在民间，经常有些专治风伤症的诊所，现在还经常可以看到。那么，何为风伤呢？这"风伤"到底是怎么回事？

大家须知，中医认为百病首为风，人们最常见的风证，除了有风寒感冒和风热感冒外，还有风伤病、风湿病、风疹证、风痹证、中风病以及受风咳嗽、风湿关节炎等。当然，风痹证和中风偏瘫、口眼歪斜是最严重的。

风伤的风，就是俗话所说的风气病，可见这风伤症是临床上发病率很高的病，也最令现代医学头疼。为什么现代医学对此症会头疼呢？因为风伤症很难根治，现代医学对风伤病还无法破解，所以现代医学所认识的风湿症范畴更大，还包括了很多疑难病证，如红斑狼疮等。

风伤的伤，指的当然是受伤的伤，包括新伤、旧伤、外伤、内伤、筋伤、骨伤、宿伤、脏伤、烧烫伤、扭挫伤、跌打损伤等。伤科在许多患者的眼里，总是觉得有点神秘，为什么神秘？因为它涉及到武学打人点穴致伤的可能。所以，伤症如果找武师或民间医生治疗时，经常有故弄玄虚的现象，如开穴要掐指头算时辰，敷药用的是祖传"秘方"。其实所谓秘方，往往就是用莱菔子（或芜菁子、辣椒子）加一些其他药粉（或面粉）进行调敷的，由于这类药敷上肉体几分钟后，很快就会发烫，所以这种"秘方"容易让病人信服。因此，在许多人的眼里，治伤是挺神秘的。

其实，风气病和伤科病也是要辨证施治的，可是在某些医生眼里，又误以为很简单，那些江湖游医以为自己的江湖药（如上述的莱菔子或芜菁子、辣椒子，加其他药粉或面粉调敷的），可以包治所有的风伤症。而一些医学院校毕业的医生，也只能用些活血化瘀的药来应对完事，什么风气关节炎、新伤旧伤，统统不予分辨，都一概地敷以活血化瘀的药。殊不知新伤不可活血化瘀，内伤必须吊洗，筋伤必须理筋，骨伤必须正骨，外伤应当祛瘀才能消肿，内伤要行气才能活血，宿伤还须分期治理，脏伤必须扶正才能驱邪。而点穴所致之伤，更应当按时辰开穴才能治好其伤。

此外，风伤病（就是风气和伤科）还会转化，这是应当要注意的，因为胸背部的伤科病，只要时间一久，多会转化为风气症。所以风、伤二症经常会同时存在，而且互为影响。其实，准确地说，风、伤二症就是中医的痰饮症和瘀血症，而痰饮和瘀血，是中医治病的特色强项。所谓特色，就是要辨证，有难度！

如何辨别？怎样论治？有哪些方、哪些法？有哪些应注意的事项？老弱病残该如何治疗？饮食有哪些宜忌？后期调理有何讲究？这些都要进行认真辨证才好施治。因此，风伤病，如果没有经过认真学习和研究，是不容易掌握好的。

六、论中药的气味

中药的气味，其实是中药药理的关健，所以，若能掌握好中药的四气五味，才是临床用好中药的关健。然而，在药物成分功用研究成果不断普及的现代，许多同行医生在临床运用中药时，学会重视药物成分功效的现象已经成为时髦，开始淡忘中药气味功用的同人已经越来越多。

翻开现代中药书本也会发现，大多书本已经将传统中药的四气，改为四性。其实，四气与四性含意是不同的。四气是有深奥含意的名词，四性是一种不活的概念。下面，仅将本人研究的观点做些阐述，并对气味的功用和见解做些探讨，以期阅读者领会。

（一）四气大于四性

中药的作用，主要是通过药的气味发挥出来的，这在千古流传和发展中本是共识的。但自从唐代医学家甄权著《药性论》（《药性本草》）一书后，常有人将药品的"气味"改说为"性味"了。

幸好那以后，坚持秉持"气味说"的医书还占绝大多数，秉持"性味说"的毕竟不是主流。可是，到20世纪50年代开始，"性味说"变成了主流，几乎所有的书籍都以药性为论。不过可喜的是，许多理论书籍里还保留有四气五味的名词，虽然有的书籍还都正色地教诲人说：传统的四气说法不够科学，四气其实就是四性。于是，四气就这样变成了四性。也就是说，现代医家所重视的已不再是药气，而是药性了，殊不知这是不正确的。

大家必须知道，传统的所谓药气，是指药的气和味。先说味，中药的味有五味，因为中药的五味有不同的功效和归经治五脏的特色，相信大家都能理解五味的微妙。当然，其实中药不止有五味，古代医贤是为了好演绎，所以归纳成五味。

次说气。气是什么东西呢？其实气是更大的概念，气是宇宙万物的原始物质。只要能知道这一点，那就好说了。原来"气"是万物的特性，我们只要能冷静地看万物，就会发现万物都含有气，这与现代科学所认定的——宇宙中所有物质都含有放射性的道理是一样的。药既是万物之一，当然药也含有气，就是我们所说的药气。其实药气的内涵并不是只有温热寒凉四气，但作为药，古代医家为我们指出四气和五味，是为了让后人便于掌握，所以只侧重强调四气的作用。须知，药书所说的四气五味，强调的就是药的气和味，其"四气"和"五味"都是药气中的某些成分。现代中药的科学研究，还经常会发现有新的药效和成分。

当然，如果单从药性角度看，其温、热、寒、凉四气，仿佛就是四性。那古人为什么不说四性，却说四气呢？

窃以为，药除有"四气"和"五味"外，还有"质气"和另类的"化气"。所谓"质气"，就是药的升、降、浮、沉四种属性，也就是质的特性。如花、叶质地轻扬，药力则便于上行，而根块、矿石质地沉重，药力多能下引。而所谓的"化气"，就是中医中药运用动物内脏治疗人体内脏的"以脏补脏"的说法，如猪肝补肝、猪腰子补肾等。这"以脏补脏"方法中所蕴含的科学性，到20世纪生物化学的兴盛和普及后才知道，是化学性质相近的不同物质，可以进行转换化合的药理应用。上述这些，足以说明药气的内涵很大，但温、热、寒、凉毕竟是最主要的药用特性，所以古人为了让人们既重视四性，又知道并非仅仅只有温、热、寒、凉那么简单，故特将药的功用称为"四气"。"四"是强调温、热、寒、凉四药性，"气"是提示还有其他微妙的功用。可惜后世人不解前古人的原意，反觉得古人无知。其实，四性只是四气的常用特性，怎能用常见的四性来替代原本大于它的四气呢？

　　同理，现代中药药性的科研成果，就是将中药中的某些有效成分提炼出来，请问，那提炼出来的有效成分是四性吗？不是的，其实提炼出来的是化学成分，而那化学成分也是有效的药性，不是也已经超越温、热、寒、凉四性了吗？既然如此，又怎么能把中药限定在四性里呢？

（二）药气比药性重要得多

　　前面说过，气是宇宙中的大概念，它包罗万象。一个包罗万象的东西，怎么能认为只有四性呢？

　　气是什么？许多科学家告诉我们说，宇宙大爆炸之前是一个点。所谓点，就是一种气。宇宙大爆炸后，炸出了一个太空星球体系，这个太空星球体系除了物质之外，还有什么？还是气。我们地球的空间是什么？也是气！而且在地球的上空还有一个大气层保护着我们所需的空气，这才保证了我们一呼一吸的需求。我们吸进去的是血液细胞不可能或缺的新鲜氧气，呼出来的是废弃不要的二氧化碳浊气。

　　生命离不开水，因为生物的生命体主要都是水构成的。那水的成分是什么呢？还是气！因为水的化学名称叫 H_2O，只要将其分解就变成一份氧两份氢，氢是氢气，氧是氧气，都是气。

　　哦，原来气是这么重要的概念。可见，中药的药气一定是一种不能轻视的重要的概念。若将药性与药气相比，实在是无法比拟的概念。可见若将中药的四气改成四性，那实在是一种大失误。

　　大家知道，气味气味，味是借着气而散发出来的。一般情况下，人是通过气才闻到味的。气与味经常是分割不开的，但中医学说其所以将中药的气与味分开讲，一是为了便于理论的表述，二是因为气与味有不同的作用。

　　今天的科学已经能搞清楚药物中的化学成分了，然而，我们也当要清楚，化学成分的功效只是中药的部分效果。中药除了有化学功效的作用机理，还有很多与化学成分没有关系的效果。其内涵还有待科研漫长地破译。

　　因此，我们不能将气味说成性味，这道理其实很简单，因为哪怕是在日常生活中，人们吃东西时都是说"气味芳香"，绝没有人会说"性味芳香"的。

所以药气的概念比药性重要得多，两者之间是包容关系。

不仅"四性"如此，"五味"也是包容在药气里的。中医之所以将药的气味分为四气五味，当然也是为了便于阐述。

可见中药的四性是包含在四气里的，与四气并不相等。此外，中药的四气还有四象的含意，因中医很讲究阴阳学说。所谓四象就少阴、少阳、老阴、老阳。其四性的温属少阳、热属老阳、寒属老阴、凉属少阴。请注意，这里的"属"不是"是"，因为阴阳的内涵很大，所以四性只是四象的一部分反映，但这一部分已经足够使用了。虽然天地万物的奥秘都有待人类不断研究和探索，但对于具体的事来说，何须太多？生命的奥秘是非常深邃的，如果奥秘都要研究透彻了才用，那人类的疾病怎么办？而简单的四气五味，一般学之即能掌握，这就是上古中医圣贤的高明之处。

中药的五味是指酸、咸、甘、苦、辛，事实上中药与食物都不止这五味，还有涩、麻、淡等。有经验的中医都知道，中药除了有温、热、寒、凉四性外，还有平性、阴性、左性等。试想，口味之丰富就像光色一样，人们通常说光有赤、橙、黄、绿、青、蓝、紫七色，其实光的颜色是数不胜数的，七色只是应用三棱镜分析的结果。药物食物的气味也是这样，只是因要便于掌握，所以古人才将药的气味归纳为四气五味。

如果大家肯查阅《本草纲目》就会发现，凡能吃的都是药，所以我常跟学生讲："饮食百草皆良药，周身处处有经穴。"相信有生活经验的人，都有过这样的体会，无论是鸡、鸭、鱼、肉，山珍海味，还是姜、蒜、葱、辣，瓜果、蔬菜，不管厨师是切、剁、炒、煮、炖、蒸、焖、煲何种烹调手段，我们不仅可以用眼睛辨别各种不同的食物，就是闭上眼睛，用鼻闻、口尝、手触摸，也能体验感受出各种生熟不同的食物。是一碗热汤还是一杯冷饮？只要一靠近一接触，就能辨别。为什么会这样呢？就是因为万物都有气味。可见，气味的内涵不是四气五味能解释完全的。

中医原理告诉我们，温、热、寒、凉的功效可以通过多种方式来检验，这就等于告诉我们，检验功效不仅有一种途径，还有多种途径。

因此，我们还要清楚的是，功效的检验，并非都是通过内服得到的，事实上，有许多方药的治疗，不是通过内服实现的，还可通过嗅闻、熏蒸、外敷、泡洗等途径起作用。

（三）其实五味仍属药气

其实中药的味仍然是气。比如，过去节日一家团圆，母亲在厨房炒菜炒辣椒，子孙儿女在客厅不用看不用吃就都会知道，因为辣味已经够呛。除了辣味是这样，酸味、鸡肉味、羊肉味以及许多美味也都会闻得出来。本来口味是要舌头品尝才能得知的，可是，口味经常不必口尝，只要鼻子一闻也能知晓。为什么一闻就能知晓呢？因为五味仍属气。过去乡下住的都是木头房子，如果其中有一家人生病煎药，药味一出来，左右邻居和路过的人都会知道，因为药味是很浓的。所以，中药如果只讲四性，不讲四气，那就说明并没有真正领会中药的四气五味。

既然五味仍然是气，那为什么传统药书还要讲五味呢？因为药味还有许多功用，如五味还要归经：甘归脾，酸归肝，苦归心，辣归肺，咸归肾。须知中药五味的认定也与四气的认定一样，不仅与药物的归经有关，还与药物气味的功能效果也有一定的关系，不同的气味有不同的效果。

辛味有发散、行气、活血、开窍、化湿等功效，常用于表证和气滞、血瘀、窍闭、湿阻等。甘味有补益、和中、缓急等功效，常用于虚证和失调、拘急、疼痛等。酸味有固涩的功效，常用于收敛虚汗、久泻、遗精、遗尿、出血等。苦味有清泻、干燥的功效，常用于里热证，包括热结、便秘，肺气上逆喘咳等。咸味有软坚散结泻下的功效，常用于痰结、痞块、燥热等证。

可见，气与味是辨别中药功效的重要依据，而且两者还必须结合起来加以理解才行。如同样是寒性药，由于味不同其功效亦不同，如黄连苦寒，能清热燥湿；浮萍辛寒，能发散风热；芒硝咸寒，能软坚泻下。反过来也是，味同性不同其功效也不同，如黄芪甘温，能益气升阳；玉竹甘寒，能养阴生津。

而且，药味的作用，有时候是通过气才发挥出来的，尤其是芳香的药物，所以中药有行气的功效。在艾灸疗法中，其作用机理也很讲究药气的渗透作用。艾灸是怎样发挥药气的渗透作用呢？其实不论是艾炷灸还是艾条灸，那燃烧的艾炷或艾条都会产生药气和药离子的喷射，就是因其有喷射的作用，燃烧产生的药气和药离子，才得以顺利地发射到患者的穴位中去起到治疗的作用。可惜的是，许多现代人都以为艾灸的机理只是热熏作用，于是就发明了不少的方便轻松的热灸仪器来以代替辛苦的手工艾灸。

除了艾灸是用药气治病的，中医还有许多利用药气治病的方法，如治疗痔疮，就有用枯矾、青盐煎汤后，采用坐盆熏蒸的治法，靠的也是药气的作用。

其实内服中药也跟药气有很大的关系，大家知道，服中药还有饭前、饭后或半饱服用的讲究，这是什么道理呢？须知，饭前服，一般针对于下半身的疾病，意思就是为了让药气能更好地集中在下半身，因为饭前先服药，药气更利于充溢在下半身。反之，饭后服药的意思，当然就是让药气充溢在上半身。

（四）气味是中药的简便概括

随着医学的进步，中药药理的研究也在大阔步地向纵深阶段发展，如现代药理成分的研究指出，当归含有大量的挥发油、维生素、有机酸等多种有机成分及微量元素。实验研究表明，当归能扩张外周血管，降低血管阻力，增加循环血液量等。挥发油能使大脑镇静，故当归具有镇痛、消炎作用。此外，当归还含有溶血磷脂酰胆碱、鞘磷脂、磷脂酰胆碱、磷脂酰肌醇、磷脂酰丝氨酸、磷脂酰乙醇胺、磷脂酰甘油、三磷脂酰甘油、磷脂酸、紫花前胡醇和其同系物紫花前胡素、β-谷甾醇、多炔类化合物、镰叶芹醇、镰叶芹酮，多糖成分 AR-2、AR-3、AR-4 等成分。瞧，当归的诸多营养成分，补充了普通食物所不足的。

随着科学的发展，不仅中药成分得以破译，生活食物的成分也都得到科学的解释，如食用的牡蛎，每 100 克牡蛎肉含有蛋白质 11.3 克，脂肪 2.3 克，碳水化合物 4.3 克，热量 83 千卡，钙 118 毫克，磷 178 毫克，铁 3.5 毫克，维生素 A133 国际单位，硫胺素 0.11 毫克，核黄素 0.19 毫克，尼克酸 1.6 毫克，还含有铜、锌、锰、钡等微量元素。

上述所举，都是科学为人类所破译的"密码"。但是，药物和食物成分的深入研究有利有弊。利的是对药物营养成分很精确，不利的是谁能记住这些精确的数据呢？可见掌握四气五味的方法，远优于掌握药理成分，因为中药的品味有数以万计之多，而每一味药都有其不同的性状、性味、归经、功用、主治、成分、用量，以及升降浮沉、配伍禁忌等等，如果再加上现代药理成分的内容，不仅极其繁多复杂，而且实在难于记忆。

其实学习必须掌握窍门，学中药的窍门就是注意掌握药理的重点，而中药药理的重点就是四气五味。所以，四气五味是中药应用的简便概括。

人生的时间非常有限，学习必须要掌握窍门，否则，就是用尽一生的时间和精力，也不可能学完自己求学专业的所有知识。试想，一部《本草纲目》就已经够让学子学的了，再加上这么多现代药理内容，如果都能学习，那是很棒的事，可若想记住，那是不可能也不明智的事，因为这些资料只须查找就可获得，何须记忆呢？

在我们中国，人们对待疾病自古有一针二灸三用药的说法，什么意思？这意思就是告诉我们说：中药是摆在第三位的疗法。为什么中药被摆在了第三位呢？笔者个人觉得，中药的中字，其实还另外含有两层意思：一是要等疾病发展到了中度阶段才用药。因为刚生病时，人体自身的免疫系统还能发挥作用，如果此时就用药，反而会使免疫功能停用而衰退，等疾病发展到中级阶段的时候，人体自身的免疫功能已经发挥作用，并且开始吃力，此时用药就可避免免疫系统劳累受损。二是因人类历史发展到中世纪才开始风行用药。我们若留意一下医籍史实就会发现，医书直到汉朝张仲景的《伤寒杂病论》，才出现了大量的药方，而在整本《黄帝内经》中，我们所能找到的药方只有十三首方剂。

大家知道，《黄帝内经》中的治疗措施，多以针刺为主，而略于方药。对方药的运用，仅提出了十三首方剂，通称"内经十三方"。但这十三方方药虽少，却是我国运用方剂治疗疾病的早期记载，在我国方药史上，有很大的历史意义，而且其中某些方药仍为现今临床所运用。颇有意思的是，关于"内经"，有不少人认为是讲人体内在规律的，也有人认为是讲内科的，但不少权威专家认为《黄帝内经》是一部讲"内求"的书，要使人的生命健康长寿，不要外求，要往里求，往内求，所以叫"内经"。也就是说，要想使生命健康，必须要懂得养生和医理，而且有了病，也不一定非要去吃什么药。

实际上,《黄帝内经》整本书里只有十三首药方。养生的关键是要往里求、往内求,首先是内观、内视,就是往内观看我们的五脏六腑,观看我们的气血怎么流动,然后内炼,通过调整气血、调整经络、调整脏腑来达到健康,达到长寿。所以,内求实际上是为我们指出了正确认识生命的一种方法、一种道路。这种方法跟现代医学的方法是不同的,现代医学是靠仪器、靠化验、靠解剖来内求,中医则是靠内观、靠体悟、靠直觉来内求。

过去有一位学院派的老师告诉我们说,《黄帝内经》分为两部分,其中的《素问》后来就发展成现代的《中医基础理论》,《灵枢》后来就发展成《针灸学》。我们细读《素问》后发现,此说不一定正确。因《素问》除了有《中医基础理论》的内容,还有大量有关经络与针灸的论述,这等于告诉我们:经络不仅是针灸的基础,也是中医中药的基础知识。是啊,学中药不能不懂得经络,因为用中药也要懂得药物的归经,否则就如古人所说"不知经络,开口动手便错"。

那怎样才能省时省力地掌握好中药知识呢?很简单,关键就是要掌握好中药的气味,也就是传统中药的四气五味。

(五)气味者,阴阳也

中药首先讲气,然后才讲味。药气有四种,就是温、热、寒、凉,这四气其实就是阴阳学说的四象。

"易有太极,是生两仪,两仪生四象,四象生八卦。"什么意思?这是《易经》告诉我们事物发展的规律。对于我们中医来说,太极就是身体,两仪就是阴阳,四象对于中药来讲就是温、热、寒、凉四气。对于医家来讲就是望、闻、问、切,八卦对于诊治而言就是八纲辨证。

我们知道,中药四气之温者,小热性之药也。所谓热,指的则是大热性药物;所谓凉,就是小寒性的药物;所谓寒,就是大寒性的意思。也就是说,温与热、寒与凉只是阴阳程度的差别。可见,中药的温热寒凉四气,就是老阴、老阳、少阴、少阳之象。而四象源于两仪,两仪是阴阳,所以四气的本意讲的还是阴阳。

疾病是什么？阴阳失调也。所谓阴阳，在体就是气血，在病就是寒热，在药就是气味。中药的全部奥秘就在气味。气味是什么呢？气为阳，味为阴，故气味者，也是阴阳也。

如何看待中药气味在临床实践中的应用呢？举个例子说吧。有一个女性患者，因肝郁胃痛来我处针灸，正当为她施针完毕，点艾加灸时，她忽然间咳嗽起来，而且咳不停。我问：是被艾烟熏的吗？她说不是，是从里头咳出来的。当时我有点为难，因为她身上已经扎了不少银针，若起针，那就白扎了。此时，我突然想到"康维命"口服液，赶紧说："有了，我有止咳良药。"因前半个钟头，某秘书长的妻子，在治好病临走前，从包里拿出"康维命"口服液服用，喝完后，留下两瓶要我试喝，说是营养品，并要我当场试喝一口。在拗不过她的情况下，我只好试喝了一口，记得那味道是酸酸咸咸的。于是，我倒了约三克的康维命口服液，给那咳嗽的女患者喝下，奇迹果然出现，她喝下康维命后就不咳了。

这是什么道理呢？康维命不是药为何能止咳？我为什么又认为它能止咳，而且那么有把握呢？说起来，这里头并没有什么高深的道理，其奥妙就是康维命口服液的酸咸味能收敛止咳。

其实我也不知道这康维命是什么东西，那里头有什么药理，我知道的就是酸咸气味而已。病人都走后，我看了康维命营养口服液的说明书，才知道那其中的成分含有蚕蛹等中药补品，除了有温补的作用，那酸咸味的药气也能止咳。

因为咳嗽属于气病，气者阳性也，酸咸味有收敛的作用，故能止咳也。

须知，气有清浊之分。咳、喘皆气病，咳乃浊气浮燥上逆，喘乃清气纳降受阻。咳虽在肺，但中医早就指出，五脏六腑皆令咳。本案病人的咳嗽，原是由于肝气郁结所致，而其肝气郁结又与肾气不足有关，故本案之咳有虚实相间之象。肝气郁结者，木坚金虚也，肾气不足者，子损及母也。根据阳病阴治、虚则补之的原则，已知康维命营养口服液有温补的药气，能入肝肾，并且酸主收敛，可治浊气浮燥，咸主沉降，可治浊气上逆，且酸入肝可软木服金，咸入肾可扶子救母，二者协作又起到柔肝益肾的好处和功用，所以取得了"药"到病除之效，而且立竿见影。

　　当然，行文至此也必须要指出，任何东西都不是绝对的，四气五味只是中药的一般规律。中药除有一般规律外，还有许多特殊规律，况且中药的味往往不是单一的，许多的中药还一药兼有数味。

　　治病是一件艰难而又复杂的生命工程，许多时候我们都不能以药性的一般规律来对付复杂的疾病。本例病案虽然显效，自有其对证获效之机理，首先其咳乃一般咳嗽而非顽固之咳。本文的目的也只是借此阐述中药气味的一般规律性，倘若是特殊顽固之咳，则须通过详察细辨、审证求因才能正确无误，才能达到辨证施治的要求，切不可简单地效法此例。

第八章 中医有待论证的命题

一、三论人体阴阳

对于中医临床来说，人体的阴阳问题是辨证施治的基本问题，也是重要的问题。关于人体的阴阳问题，元代著名医学家李东垣提出了一个在中医界影响甚大的著名医学论点，那就是人体"阴常不足，阳常有余"。

既然是"阴常不足"，当然就需要补阴。补阴要从什么入手才最合理呢？当然是健脾胃，因为脾胃是阴土，只要脾胃强健起来，不仅食欲会好，吸收也会好，而且还能保证运化有权。如此，不足之"阴"就能补足，于是乎，一套"补土"理论就这样建立起来了。

（一）人体阴阳皆有不足

"补土"的学术理论，在食不果腹的年代和在某些病理的指导中，起到了许多正面的作用，其"补土"学说是功不可没的。但是，"补土"的理论和实践也有值得商榷的地方，因为该学术观念还有"阳常有余"的说法，所以在"健脾补土"的同时，还得考虑"滋阴降火"。可这"滋阴降火"与"健脾补土"却有一些矛盾，因为"滋阴降火"对脾胃是有损的，而反过来看，"健脾补土"是温补，与"滋阴降火"是对立的。

此外，"阴常不足，阳常有余"的论点，对人体阴阳的观念也有些含混，不好领会。首先，从理论上说，阴阳是多层面的，有无穷尽的可分性，没有具体的病证，说阴阳的不足和有余是不合理的。其次，从临床实践中看，阴阳不调多是同一层面不同方位的病理现象。举例说吧，一个病人在出现肝脾不调的同时，可能还会出现心肾不交的现象。这就是同一层面不同方位的阴阳不调，总不可能说在肝脾不调的同时，肝中胆的阴阳也不调，脾下胃的阴阳也不调。

而且，阴阳在生理上是互为包容的，也就是"阴中有阳，阳中有阴"。可见，平时所说的阴阳不调，是指病理的阴阳，而不是指生理的阴阳。既然阴阳有正邪之分，那阴阳不调指的是病理的阴邪和阳邪。换句话说，在养生保健中，阴阳是指元阴元阳，在临证施治中，阴阳是指阴邪阳邪。

了解了上述这些，我们再来看"补土派"所谓的"阴常不足，阳常有余"，到底指的是什么阴阳呢？按理，指得是元阴元阳。这问题只要分析一下就不难明白。首先，"阴常不足"显然是一种慨叹，如果不是指人体的元阴，岂有慨叹阴邪不足之理？所以绝对是指元阴。其次，"阳常有余"指的也是元阳，若是指人体"阳邪"，那必须得泻火，为什么还"滋阴降火"呢？因为滋阴是补法，泻火才是泻法，所以，我们知道"阳常有余"指的也是元阳。

"滋阴降火"是因为阴虚火不归位，这与病理的阳邪有余的意思是不同的，阴虚阳亢要靠滋阴来降火，阴一补足，阳亢就降。如果"阳常有余"指的是阳邪，那必须要用攻破法的"清热泻火"。如此，问题就来了，不论是攻破法的"清热泻火"，还是扶正法的"滋阴降火"，对脾胃都是有损的，而反之，"健脾补土"是温补，与"清热泻火"和"滋阴降火"也都是对立的。

可见，"阳常有余"的说法不一定正确。事实上，人体阴阳皆常有不足，故所谓的"阴常不足，阳常有余"值得医家商榷。

（二）人体阴阳常需互补

既然"阴常不足，阳常有余"中的阴阳，指的都是元阴元阳，那么，"滋阴降火"是不是"补土"呢？不是，因为"滋阴降火"其实是在补阴回阳。为什么说滋阴降火不是补土呢？因为滋阴滋补的是肾阴。肾属水，心属火，只有滋阴降火，才能心肾相交，可见滋阴是"补水"，而不是"补土"。也许有人会认为"滋阴"也可能是补肝，因为肝有阴阳。是的，但补肝的方法叫作"滋阴潜阳"，如果是"滋阴潜阳"，那所滋补之阴是不会制约心阳上亢的。可见，所谓"滋阴降火"，其实是补阴之法，只有"清热泻火"才是以阴制阳的，由此可见，"补土"理论有不完善的地方。

《黄帝内经》说："邪之所凑，正气必虚。"也就是说，从病理学的角度看，病人生病都是由于"正气虚"所致。所谓正气虚，就是其元阴元阳不足的意思，而元阴元阳不足有三种情况：或是元阴不足，或是元阳不足，或是元阴元阳皆不足。不会"元阴不足，阳邪有余"，可见"阴常不足，阳常有余"的说法值得商榷，因为在提出"补土"养阴的同时，还强调"滋阴降火"的方法，似乎有失辨证。

有一个病人告诉我，他小孩在六七岁的时候患了脱肛症，脱得很厉害，每次拉大便，肛门脱下约有10厘米长。家人吓得没办法，又没钱求医，只好听信老人的教导，用破烂的草鞋托起肛门，果然约十分钟后，肛门回纳。后来每次脱肛，靠的就是这种烂草鞋来解决，虽然知道不卫生不科学，但乡下穷人只能靠此来解决燃眉之急。直到次年，另有人教他，买一只鳖给孩子吃，脱肛病就会好。于是他就如法炮制，没想到还真灵，一吃就好了。现在这亲戚小孩已经是一个20多岁的青年人，身强体健，正准备结婚呢。

试想，如果以中医的辨证来说，脱肛是气虚之证，气者，阳也，六岁的孩子是元阳之体，如果人体是"阳常有余"的，那孩子怎么会脱肛？再者，鳖是大阴之品，如果阴阳不能互补，吃鳖不是还会发生"阴盛阳衰"之象吗？其实，孩子脱肛，只是素体虚弱之征兆之一，还并非单纯的气虚，所以吃鳖能治好脱肛。此外，也不是因为鳖的补阴之功起效果，乃是因鳖的补体之功。何况，鳖的"补体之功"，与"补阴之效"并不矛盾，因为体健则阴足，阴足了自能化生阳气，阳气升举了，脱肛病当然自愈。可见，阴阳理论虽然是中医辨病的一种理论，切不能生搬硬套。正如歌德所说，理论是灰色的，只有真正理解了，才能用得好。

当然，体虚患者虽然需要用补，但也不能不分青红皂白，对什么病人都用补，尤其是在营养过剩的今天，那些本已患有肥胖、"心梗"、高脂血症的人，如果只顾"补土"而不顾辨证，其疾患会被"补"得愈加严重。

也许有人会说，"阳常有余"不会是指元阳，乃是指阳邪。如果是指阳邪，那就得用攻破法来治疗，可攻破法是要慎用的。何况补土派强调的明明是"滋阴降火"之补法。

中医同人都知道，攻与补虽然都是中医常用的手段，然而，攻补手段的运用，究其奥妙还是为了调理，因为只有取得患体内在的阴阳平衡，才是中医治疗的目的。可见，攻与补都必须要辨证的，不对就不能用，科学观点不能因为谦卑而迁就错误。事实上，人体的元阴元阳只会"不足"而不会"有余"，何况在病理期间哪能"有余"呢？我们知道，不论是阴胜还是阳胜，其实都是由于另一方的不足所致，而根本不是因为另一方"有余"造成的。

凡优秀的中医，应该都记得"用药如用兵"的道理。清代名医徐大椿说："圣人之所以全民生也，五谷为养，五果为助，五畜为益，五菜为充，而药则以之攻邪。"所以他认为："虽甘草、人参，误用致害，皆毒药之类也，好服食者，必生奇疾，犹之好战胜者，必有奇殃。是故兵之设也以除暴，不得已而用后兴，药之设也以攻疾，亦不得已而后用，其道同也。"

此说诚乃高见，所以如果要补，也当以五谷、果蔬、鱼肉等日常饮食之物补之，而绝不该单靠药物之补。当然，在临床中，如果是根据辨证的需要而施以补法，那当然也是无可厚非的。但是，如若不是辨证需要，则"补"亦当慎重。

（三）人体阴阳只须相对

在中医的阴阳学说中，我们经常会听到"阴阳动态平衡"的论述，这个论述实在是很高明的，既指出了人体内部必须要阴阳平衡的要求，又强调了其平衡只是动态的客观事实。但不认真的人还会产生错觉，以为人体阴阳总是平衡的。其实，人体阴阳的"动态平衡"。就是大多处于小范围的不平衡。

须知，不论是宇宙、地球，还是人体内部，其阴与阳的多少、强弱，永远都是动态的。所谓动态，就是阴阳多数处在相离不远的位置，并且总是互相影响着的，不是"此消彼长"，就是"彼消此长"，所以在治疗中，也不能简单地"健脾补土"和"滋阴降火"。

事实上，一阳多阴的现象是常见的。在客观世界中，往往都是阳少而阴多，如太阳系的九大行星都围绕着一颗太阳转，这就是一阳多阴的现象。也许有人会说这是宏观世界的现象，其实微观世界也一样。物理学告诉我们，任何物质都是由原子构成的，而在各种不同物质的原子内部，除了氢原子内部是一个电子对一个原子核外，一百多种原素的原子，都是由一层至多层的多电子围绕一个原子核做高速旋转而形成的。法官断案也是同理，要想推出一个正确的结论，其证据是越多越好。

人体内部结构的阴阳也是这样，五脏六腑都围绕着心脏转，这就是所谓"心为君主之官"的意思。相对于心脏这个"阳"而言，其他脏器就都属于"阴"。我们知道，阳主动，阴主静，心血在心阳的催动下，周流不息地运动着，这才供应了全身的血氧需求，而各脏器受心血供应才能得以维持生理，但心脏的血供是周流不息的运动，故属阳，而各脏器只是搏动而不是运动，故各脏器皆属阴。

认同李东垣"补土"学说的有很多，但"补土"学说也有时代的认识不足。早在明代，著名医学家张介宾就提出了"阳非有余，而阴不足"和"人体虚多实少"等论点。张介宾认为当慎用寒凉，主张补益真阴元阳，善用温补方剂。

这里也当顺便提及的是，张介宾是滋阴学派代表人物之一，《类经》就是他的代表作。他认为人体阴阳的表现总是动静的，其阴阳比例与"阴常不足，阳常有余"正好相反，是"阳常不足，阴常有余"。

当然，"阳常不足，阴常有余"的阴阳，是相对于人体个体的阴阳而言的，而我们所要阐述的阴阳，也必须是相对于人体个体而言的。

二、诊治疑难症疗效需分析

近30年来，我们国家人民的生活日子比过去好多了。可是，随着生活日子的好转和医疗科学的不断进步，人民身体的疑难疾病却越来越多了。随着医疗条件的增强、医疗设备的提高，医生治疗普通疾病是很轻松的，但是面对疑难疾病，医家及其医药却越来越难以应对。所以，患有疑难症的病人，经诊治几次后，对疗效的反应有很多。若从患者治疗后的态度和情绪看，一般可归纳为四类：不佳，很好，更糟糕，还没有断根。

当然，只要医家对患者施治时的态度好，工作认真用心，不满意的病人毕竟少，比较满意的却多，很满意的也经常有。觉得效果不错，但还未根治的也有一些。经治患者的这四种态度，从性质上分，可以简化为满意与不满意两类。

因从学术角度出发，本人要在此分析阐述的是，不论是满意的还是不满意的，其反馈的疗效信息，都有真实和失真两种，这里面的原因有很多。下面，让我们一起来对失真的疗效信息试做分析。

（一）先析疗效"不佳"

"不佳"，就是疗效还不满意，与其他医疗处所医治的疗效"差不多"，持这种态度的原因有很多。如：患者所患之疾是慢性病或疑难症，而介绍他前来的熟人所患之疾只是普通病，介绍时往往会将自己很快康复的效果相告，因此，经熟人介绍前来的患者经治几次后，如果还未康复，他就会不理解。医家若询问他疗效如何，他会因求愈心切，嫌康复不够快而含糊地说"差不多"。

有的病人为了引起医生的关注，会故意缩小疗效，强调病痛，说痛还是差不多；有的病人因家庭困难，怕花钱，希望医生加大治疗力度，故意把已经取得的疗效缩小；有的病人因很少看病，不了解慢性病逐渐好转规律，以为还没有痊愈就是没有疗效；有的病人因对医生要求过高，或是因为曾经得过小毛病，药一吃病就好了，所以觉得医生都要手到病除才行，所以对好转疗效还不满意；有的病人是由于忙，没有时间治病，希望速治速决，所以也会缩小疗效；有的病人对疾病有一种恐惧感，产生自我放大痛觉的现象，只要还有一点点痛苦，就会觉得痛不可挡。

此时，医家必须要分析"不佳"的原因，要用心辨别才行，"差不多""还很痛"是真的吗？因为有的患者心态是非常复杂的。有的病人会因工作辛苦，希望得到病假休息，故而隐瞒好转或痊愈的病情信息；有的病人为了得到亲人的关爱而隐瞒好转的信息，如娇气女人跟老公撒娇，子女向父母撒娇等；有的病人对医生有偏见，故意隐瞒疾病好转的信息；有的病人对自己的身体没有信心，以为要一直得到医治心里才踏实，故而隐瞒病情好转；有的病人被病痛折磨怕了，担心好了又会复发，所以干脆说还没有好转。有的病人另有隐情，并不是要否定医生，如有的是为了索赔，有的是为了分财产，有的是想借病勒索人，所以隐瞒好转的病情。

此外，医家还要分析"没效果""还没好""说不清楚"。因有的病人还会同时多处求医，对医生感情、看法不同，带上感情色彩，所以在肯定某一方的同时，必然会否定另一方。有的病人有宗教信仰或迷信，在生病求医的同时，也进行迷信活动，一旦好转，多会归功于迷信，而否定医学疗效。有的病人心疼花钱，转恨医生，否定疗效。有的病人另有隐情，隐瞒疗效。

有的病人以为治病都要手到病除才行，虽有减轻，但还有难受就是无效或未效。有的病人因少看病，对病痛的深浅轻重不会区分，只要还有病痛，就说还没有效果。有的病人专注于事业，对自己的病痛比较粗心，觉得医生说好了就好了，若医生说还没好，那就继续治疗。

（二）次析疗效"很好"

作为医家，若听患者夸说疗效很好，虽然是施治者很开心的事，虽然疗效可能是确切的，但也不要以为自己的辨证施治已经完全正确，毫无问题了。换句话说，疗效虽好，不等于医治已经结束，医生的任务已经完成。真正的良医，决不能满足于已经取得的疗效而沾沾自喜。如果没有这样的要求，就不能算是一个良医。因为现实中，人们经常看到一些庸医治病，虽然治好了病人身上的一个病，但不久却弄出了全身的病。

其实，好疗效有时也会为善良的患者所扩大。须知，有的病人因病痛减轻，心中高兴而夸大疗效；有的病人因敬重医生，对医生带有好感而夸大疗效；有的病人是贤德之士，为了鼓励医生而夸大疗效；有的病人为了讨好医生而故意夸大疗效；有的病人想利用医生而故意说好话；有的因被病痛折磨的时间长，或者身上毛病多，容易知足，稍有一些改善就感谢不尽；有的病人因遭遇庸医次数多了，甚至被骗苦了，对疾病的康复不抱多大的希望，忽然发现有所好转，高兴得不得了，不经意间就扩大了疗效。

医家的疗效有时也会捡便宜，因有的患者先在他处求治，虽未见效但却已对证，只要再假以时日即可痊愈，但因听人介绍转来求治，结果一治便愈，其实非全是自己之功也。

大家知道，任何病例在整个病程中，其病情总是处于进退转归的变化之中，有的病人虽然久治未愈，但自体机能也一直在与疾病抗争，如果此时病情正处于邪正对抗的平衡时期，只要你用对药物，一剂就能使正邪之间的平衡态翻转为正胜邪退的状态，这种情况下的显著疗效，病家是终生难忘的，医家虽然功绩可贵，但也当谦卑看待。

有些条件好的患者，会同时找两个以上的好医生给自己治疗，并同时服用几种有效的药物，其疗效当然突出，而病人因出于对医家的敬重，却没有说出个中原委，医者若不细加审察，也容易以为都是自家的功劳。

有的疾病具有特殊性，需要较长的康复时间，在短期内，虽疗效甚微，但经过一定时期后，治疗一对症，很快就康复，接治的医家如果正处于这一时期，自然会获得显效，若医家在欣喜之余，也能正确分析，那才是真正高手。

疾病的转归，除了要靠好医生的正确诊治的同时，患者自身的配合也是极其重要的。有的患者前阵子经济困难，现在有钱有条件，只要正确施治，当然容易获效；有的患者前阵子婚姻家庭出现问题，现在重新获得美满幸福，只要辨证正确，当然容易康复；有的患者因前阵子工作放不开，根本没法休息，现在是施治条件最好的时候，只要正确治疗，当然疗效会很好。

从某种意上说，找个好医生很难，但患者自己的心态和配合比找好医生更难。我们就遇到过这样的情景：有个病人前来求治腰椎间盘突出，他对我们诉说，已经找过很多医生医治多年，总是治不好。我们经过望闻问切后，告诉他必须配合三点：不喝酒、多卧床、少打麻将。患者笑着回答，这三点他都不可能做到，因他是个业务大忙人，是公司的老板，不喝酒是不可能的，因公司不能不做业务，做业务就不能不喝酒，客户请喝就算躲得过，有关领导叫喝也躲不过，只能舍命陪君子；卧床也不可能，因为明天就要出差；不打麻将更没办法，好在腰痛的时候，一打麻将腰就不痛了，可见麻将还能止痛。该患者说完这些话，自己就离开不治了。

曾有一个优秀的老师，因患胸椎压缩性骨折前来求治，我们要求他休息，他也说不可能，因为学校里的学生丢不下；我们要求他不要熬夜，他说也不可能，晚上要批改作业，自己还兼读研究生，也全靠熬夜才能完成。幸亏他没有说完离开，尽力地配合我们进行施治，虽然疗程增长，但经治半年后，病痛终于消失。

民间也有许多非常好的偏方，这是传统医学中宝贵的组成部分。但是，我们从医者，也千万不能将民间的偏方都当着宝，因为有的偏方对某些病人有效，对某些病人却无效，甚至有负作用。有的方子虽然能使症状改善，但才治标，并未治本。

二十年前，曾有一位善良的村人，因我义务为他妻子治好了难治之病，所以他就将其秘方传与我，并说他的秘方也义务治好了许多医院治不好的乙肝病人。我听后非常认真地向他学，虽然他说的药名不知道怎么写，但跟从他上山采拔回来后，我很快就从草药书上找到了那草药名。那药有好几种药名呢，我将药名告诉他后，他说没错，其中有一种就是他小时候学的药名。后来他还多次抽空来带我一起到山上去采，恰好，不久就有一位学院的书记来找我治疗乙肝，我就用那草药为他治疗，那位学院的领导人也配合得非常好。可是，经用该偏方治疗三个月后，病人的症状没有任何改善，到医院去检查，其乙肝病毒也没有半点改变。

须知，药物的疗效要经过反复验证才行，何况有些病虽然能治好，但还可能会复发。有的患者身上同时患有多种病，虽能治好了其中某症状，但其他症状还存在，就不能算康复。

所以，面对疗效很好评价，医家还必须要保持平静的鉴别和科学的思考。

（三）三析身体"更糟糕"

前文所分析的"不佳"与"很好"，主要是指患者复诊时反馈的不确切信息，但必须说明的是，切不可认为患者反馈的疗效信息都不准确。事实上，有经验的医生都知道，在诊治实践中，也有很多病人对自己的病情体察入微，完全能正确反映病情和经治的疗效。本文所要阐述的主要是针对有偏差的反馈信息，这是本人数十年的临床经验。

因为有些患者在续诊时，还会有"更糟糕"的信息反应。是否确实出现负疗效呢？不一定，有的是另有原因，想借医生发医疗事故财；有的是因为对医生有偏见，故意难堪医生；有的因有复杂的其他因素，如政治、经济或关系压力等，不得已说出"更糟糕"的话语。

但是，并不是所有患者所反馈的信息都有恶意，正如医家治疗患者疾病是一个复杂而精细的过程一样，病家述说病情也是不容易准确的。若患者初诊或复诊反馈的信息不准确，医家在续诊时只会听不会判别的话，那问题就大了，其误诊误治的现象就会出现。俗话说，隔行如隔山，病家因不懂生理、病理，所反映的病情和疗效多是主观的感觉，往往与客观情况有差距，这是常有的事，而医家是专业从事者，熟知生理、病理的相关知识，所以续诊施治时，必须细心聆听和正确判断。

疗效，是医患双方都热切关注的，所以，临证不能只是听，而要真正做到望、闻、问、切，才能正确判别疾病和疗效。若单凭患者反馈的主观感受（或是医学生化和物理检测的结果）来认定疗效，都是不够正确的。

由于判别疗效是很重要的过程，所以必须综合病家（包括家属）的反映和生化物理检测的结果，以及医家掌握的前后参数，进行认真分折才可做出判断。

常有这样情况：病人来求诊时，述说了许多病痛和症状后，还会生气地倾诉某医院的医生，根据检测报告没有问题就认定他没有病的态度。是啊，若没有病，患者怎么会自作多情地跑去找医生呢？

医家必须清楚：检测报告只能作为参考，不能作为判断结论，因为生化和物理检测的数据报告只是一种科学参数，不能作为临床结论。可惜的是，有些医生喜欢依靠机器来代替自己诊断，总是拿生化物理检测报告当作权威诊断书，这是医学界不正确的现象。

也有一种相反的现象，有人在单位集体体检时，发现腰椎患有椎间盘突出和骨质增生病，医院的医生就要患者留下住院做手术，但患者本人却没有任何症状和不适，所以就拒绝接受手术。在这种情况下，医生若固执要病人做手术，那也是不正确的，因为椎间盘突出和骨质增生若没有症状，暂时不接受手术是可以的。

事实上，骨质增生是一种普遍的生理现象，健康人也都有骨质增生。有时，患者自己的主观感受，比生化物理检测的结果还更有意义。诊断疾病是如此，判别疗效也是如此。因此，治疗后做的检测报告，也不能作为临床疗效的结论。

当然，话说回来，有的患者因有感情倾向，自己的反映也会失真；有的患者会因有家庭矛盾，使所反馈的信息失真。有的患者因反馈表述不准确而产生偏差，有的患者对病痛不加留意而表述不准，有的患者对病情认识模糊而无法表达，等等。所以，医者面对患者，不能"见风就是雨"地开方施治，这些都是患者反馈疗效信息失真的现象。

复诊，是医家诊疗中次数比较多的现象。一般情况下，患者求医一旦认准了医生，多会连续地治疗下去，直到把病治愈。而在这样的治疗过程中，初诊只有一次，复诊往往是多次，毕竟一诊而愈的案例极少。要避免诊疗偏差，医家在诊疗中要细心诊察，才能做出正确的判断。所以，对于医家来说，初诊、复诊都要认认真真，切不可马虎。

（四）四析"还没有断根"

患者在复诊时，经常会说"还没有断根"，对这一问题，医家必须要认真分析才行，因为有的疾病是慢性病，根本无法快速根治。有些医生，为了满足患者的感受，就加大药物，尤其是善用西药的医生，不但同时给了多种药，而且还加大药量好几倍。本人在某医院时，曾为本院的某护士诊治她几岁的小孩，我接治时，不解地问她，你们小儿科不是很有名的吗？怎么还要来找我中医开中药治疗？她听后笑笑，见旁边无人，就轻声告诉我，她科室给孩子开的药量都特大，效果很快，但对孩子的健康不利。我听后才明白，为什么那科室的医护人员也都经常来找我治疗。

在古代，除了个别名医（或者遇上特殊的瘟疫流行），平时医家所面对的病人毕竟不会像现在这么多，因此，古代医家诊治所需的时间是比较充足的。但时代不同了，现代人的文明疾病日益增多，加上现代人的自我保健意识大为增强，求医的人群经常很大，医生每天要面对许多病人，因此辨证的时间就受到了限制，要在很短的时间里，对复杂的疾病做出正确的诊断的确是一件不容易的事情。但是，复诊往往可获得初诊未曾获悉的疾病资料，所以重视复诊，可掌握比较详尽的疾病数据，纠正初诊的失误也是颇有意义的。

中医早有古训："医家治病，犹如老吏断案。"断案离不开推理，须知推理所得出的论断必定会有真、假，哪怕是推理名家，也不敢说自己的每一次推断都正确无误。推理出错并不可怕，可怕的是认识不到，或认识到了还不做纠正。

诊断疾病和判别疗效也是一种推理，望、闻、问、切所搜集的资料是推理的依据，辨证环节是推理论证的关键。事实上初诊的失误率是颇高的，而多次细心的复诊却是纠正不足的临床经验。

不仅初诊会出现失误，复诊有时也会出现失误，只要疾病还没有痊愈，复诊时都要细心审察，病情在进退转归的不同阶段，其治法与用药往往也要不时地调整和变化。

事实上，临床医学存在着一种"诊疗偏差率"，正是这种"诊疗偏差率"的客观存在，才使"医源性疾病"频频发生。只有认识并研究它的规律，才可能使"诊疗偏差率"下降到最低限度。

须知，了解前诊疗效是纠正或避免续诊失误的重要环节。所以，良医对待每一次复诊都决不马虎，都要详细地了解前诊施治的疗效情况。审察疗效是检验前诊正确与否的重要手段，必须这样才能有理有据地分析疾病的进退转归，搞清楚了疾病的进退转归，才能据此确立后面的治疗法则，这样继续施治的正确性才能保证。

可见，准确把握患者反馈的疗效信息，对于下一步的辨证施治、治法用药，是一个至关重要的问题。可这一重要的问题，长期以来医家却给忽略了。不仅在医学教科书中不见有相关命题，古今中外的论著也未见有其文。笔者不揣冒昧，将自己多年的发现和总结整理成文，以便同人参考，有意抛砖引玉，不当之处恳请贤能之士不吝赐教。

当然，疗效的判别，不能单凭生化物理检测结果，也不能单凭患者主观反映，更不能单凭医者主观判别。既不能听信亲朋好友的观察判断论好坏，也不能单凭近期效果论高明（如某高校校长求神婆），更不能全信权威所下的论断（如阎士贞、马香花、传达室外甥女等），必须要搜集多方面数据进行综合分析才行。

可见，医者在复诊中，必须善于分析患者反馈的疗效信息的真实性，从而提高复诊过程中的正确性和精确性，以免被并非真实的反馈信息影响，造成医家不能正确掌握患者病情转归过程中出现的细微变化，以至妨碍了继续治疗的正确性。

但也要注意，不要怀疑一切。一方面，不要认为所有反馈的不佳疗效信息都不真实，实际上，任何专家或者名医，都有治不好病的时候。清代名医叶天士、汉代医圣张仲景，都发生过医疗失误的故事，但他们在知道了自己的失误后，都能认真地对待和正确地处理，并从中总结经验，从而更提高了自己的理论水平和临床实践。

另一方面，也不能觉得所有的甚好疗效都不存在。事实是，一个很普通的医生，只要他临床保持认真的态度和细心的辨证施治，那么，收到神奇的疗效也是常有的事，并不是只有古代名家才会有奇效，而今天的医家就不能有奇效。

有的时候，表面上有"还是很难受"的感觉，其实是实进似退、证消症显之疗效。而有的病人因患多种病，许多症状混乱不清，疗效说不清楚，就说还是很难受，这是多病混效。

可见，患者反馈的疗效，医家得留心鉴别，才有利于正确续治。

三、真的虚不受补吗?

中医有"虚不受补"之说，这论点是不无道理的。但若从病人身体的复杂情况来看，有时却必须要进补才行，若在关键之时没有进补，就很难实现治病救人。

说它不无道理，是因为确有几种"虚不受补"的现象。在过去生活困难时期，有些身体很弱并且常年多病的人，可以通过吃淡水鳗鱼来补身体。但是，有的人确实吃鳗鱼后会起到补身体的作用，可有的人却会出现"虚不受补"的现象。在那困难时期，好不容易才有了补身体的条件，可吃后却产生了意想不到的疾病，并且难以医治，这是多么让人难受的情景啊。不过，有人事先听老人传授经验后吃了又没有事，因为有经验的老人会告诉吃鳗鱼的人说，吃后要将骨头留着，若吃后产生疾病，可用留存的鳗鱼骨烧炭冲服，可以化解其疾。

从上述吃鳗鱼补身体会出现两种不同反应的现象看，"虚不受补"虽然不无道理，但又不是确实的，因为有的人吃了不会出现问题，又真补了身体。中医有临床经验的医生也都知道，许多外感疾病的患者，在治疗过程中若服食补品与补药，也会出现与吃鳗鱼现象相似的问题，因为邪盛正虚之时，补品与补药不仅补不了身体，还会被病邪夺走，不但起不到扶正的作用，反而会加重病情。

也许正是因为上述这类情况时有发生，所以前人才总结出了"虚不受补"的经验，这显然是宝贵的经验。但是，对于这种宝贵的经验之说，我们除了要懂得珍惜和学习，同时也当明白在治病救人之时，这种经验切不可生搬硬套。

为什么呢？因为"虚不受补"只是经验之说，不是医学真道，何况其虚与补是模糊概念，譬如，"虚"是什么情况下的虚呢？"补"又是什么程度的补呢？我们必须知道，所谓虚，既有不同程度的虚，也有不同情况的虚，既有健康情况下的体虚，也有久病情况下的体虚，更有重病危亡之时的阳虚；所谓补，既有小补、大补、温补、滋补，也有补气、补血、补脏、补骨、补阴、补阳，何况进补的方式，不仅有辨证施治、审证求因的药补，也有许多流传民间的偏方之补和美味可口的家庭食补。

也就是说，"虚不受补"只是流传在民间口头上的术语，并不是哪一本医书里的论点。恰恰相反，在《黄帝内经》中，有"邪之所凑，正气必虚"的论述，而在历代医籍里，也都常见到"实则泻之，虚则补之"的治疗法则，难道说，经典医书的理论反而是错的吗？不！《黄帝内经》是中医的经典医书，这是我们应该明白的，既然是"邪之所凑，正气必虚"，当然就要"实则泻之，虚则补之"，有了"虚则补之"的"扶正"法，才能达到"驱邪"治病的目的。本人曾有过多次救人的实例证明此理，下面试述一例。

1985 年炎夏某日上午，芳华越剧团传达室门口挤了许多人，原来是传达室老陈的老伴病危。她前几天发病，去省协和医院诊治，但服药后病情加重，又去该医院复诊两次，结果不但没有改善，反而越来越重，已经两天高热不退，因此院方医生已经婉言推辞医治了。我路过那里时，见人多，经询问得知后，就主动进去为她诊治，发现她人已昏沉，手脚冰凉，确实已经病危，经过认真望诊和切脉，转身对传达室的老陈说："你老伴的病叫伤暑，是暑邪严重传里，耗伤内脏所致。"于是我当即为其开出救急之方，交给老陈并嘱其立即去取药煎服。

下午我又专程前去关照，问其服药了没有？谁知那老陈却变脸应道："你乱开药，连虚不受补的道理都不知道，还好药店的老药工说，这方中有人参，是不能吃的，一吃就会死的。"

当时我还年轻，正不怕邪，不但多年义务为人治病疗疾，还不畏艰险地多次救治过危亡病人，多次捉拿过流氓歹徒。为他老伴所开的方子是很有把握的救命方子，所以我不但不怕，反而很生气地对他说："你要赶快再去拿药救你老婆，如果出问题我拿命赔你。这处方中的人参正是救你老婆命的，只有吃了才能得救。如果你今天不吃我的处方，明天你老婆肯定就没命了。"传达室的老陈见我这么有把握，立即跑去药店抓药，买回来后，也立即煎药喂服。

次日上午，我又专程跑到传达室关照，可传达室里没有人，举目一看，只见那昨日还病危的"传达姆"，正在前面树下洗被子，而且河边晒衣服的铁丝上已经挂满了很多洗好的被子。我走到她身边对她说："你还没有好，不能这样干活，必须要休息调理几天才行。"她轻声笑笑应答我说："没事，我好了。"说完她就不理我了。我心想，这人真怪，怎么连感谢之意都没有呢？

第三天上午，老陈跑到我家里来找我，很不好意思地说："我老婆又躺在床上起不来了，请你再去替她开方救命。"我听了也很生气地说："为什么她昨天不听话，也不理我？"老陈这才支支吾吾地将实情告诉我。原来前天他老婆喝了我的处方药后，他们一家人又去烧香许愿搞迷信。次日，他老婆像没病了一样，他一家人都觉得不是我的处方起的作用，而是他们烧香许愿的功效，所以昨天上午她洗完被子后，叫孩子去买了10多斤许愿的鳗鱼，昨天下午他们一家人都去闽江放生。可放生回来后，她又躺下起不来了。

我听后才明白，昨天上午她起床干活，以为不是我处方药的功效，所以半点谢意都没有，直到昨天下午又躺下了，才明白是药方的作用。我心里虽然有气，但救人需救急，所以一边劝老陈不能再靠迷信对待生命，一边跟他走到传达室扎针诊治并开方。药方交给老陈后，又对他讲解了伤暑的病理和处方的功用，并告诉他，方子再好也不可能服一贴就会痊愈，一定要调理几天才行。经我耐心解说，他们配合治疗了几天，才得以完全康复。

上述病例，就是一例危亡的虚证，因病重之时，人体内没有正气抗拒病邪，所以要先用人参补其元气才行，这就是"扶正驱邪"理论的临床应用。可见，"虚不受补"应该要改为"虚莫乱补"才对。当然，对于口头流传的经验术语，我们也不能太过苛刻要求。

须知在中医的学术里，虽然有许多高明的先见，但也有不足之处，也无法与现代医学的精确性相比；同理，现代医学的数据虽然精确，但也无法与中医的高瞻远瞩理念相提并论。如果医者只懂得将理论术语生搬硬套，那就容易出问题。医者若能明白这些就好，若不明白个中道理，只知道一个劲地为西医或中医叫好，那就难免要贻笑大方了。

第九章 中医有待检验的论述

一、针灸的特殊功效

针灸治病历史悠久，始于上古石器时代，历经数千年的演化推进才有了现代这样系统的专业理论和高级的临床针具。针灸不仅具有治疗疾病的作用，而且还具有强健身体和激发潜能的特殊功效。

人体的经络穴道是深奥而又无形的，因此从事针灸专业者，要想掌握运用好针灸是不容易的，与中医的处方用药相比，毕竟更为难能可贵。因此，若不善于动用大脑，其施治手法及其配穴原理都是不易领会的，单靠背诵，未必能掌握好临床手法；单靠经验，也未必能掌握好辨证施治。就是通过临床实践手感已能领会得气，还得经过一定时间的感悟和细心的研究，才能使针灸手感的能力增强，施治的效果提高。

在现代医学还没有出现的千古时代，针灸是中医临床常用的治疗方法，是我们中国特有的治疗手段，是一种"由外治内"的疗疾大法。针灸是通过经络、腧穴的作用来治疗疾病的，现代科研发现，针灸在人体穴道上产生的刺激，能激活人体的生理功能和潜在功能，促使人体细胞组织发挥协同作用，所以针灸不仅能治疗疾病，而且还能强身健体，防病于未然。

人身肉体是比较脆弱的，但人的意志却是坚强的，所以人若通过针灸体验，多会惊奇地发现，扎针只有一些微痛而已，所以这种小刺激，其实人人都能承受。

生命需要磨练，有些不好受的事情，对身心反倒有益。如疾病接受针灸，不仅可以得到治疗，还会增强意志和体质，这种道理有如劳动和锻炼，这说明人体的美妙感受多在经历苦难之后。

人体的许多生理功能都是在漫长的历史进化中长进，从防御侵害、治疗疾病，发展到寻求健康延续生命的养生活动。从原始到现代，历尽无数艰难险阻，人体除了有先天的功能外，许多后天获得的功能，若一直保持应用就能存在显性功能，而且其功能也会成为潜性功能而遗传。这些显性和潜性的功能，在现代人的身体内部还都依然具有着。这现象本人曾有切身体会，因为我的爷爷和父亲都不会音乐，而本人自己到 19 岁时才自学作曲，到 30 岁出头时却发现，当时才四岁的女儿自己就能识谱。

针灸治病的原理，古今中外都有能人在研究，所阐释的原理已经很多，但人体依然有未解之谜，因为人体的奥秘是解不完的。现代西方医学对针灸的科研，侧重于对神经反射、生化反应及其生物电参数等方面的数据研究。须知西方这种现代科研的强项研究，正是我们临床医者的弱项，所以我们的研究，应当侧重于人体现有功能和潜在功能的层面上，这样才能扬长避短，尤其是针灸临床的手感和特殊功效，是颇值得我们钻研的内容。

中医的各种外治法（如推拿、按摩、拔罐、刮痧等），都具有激励人体功能的作用，但针灸的疗效最为明显，比其他任何外治法都强得多，而且还有激活人体潜在功能的特殊功效，因此，研究针灸的手感和特殊功效是很有价值的。当然，仁者见仁，智者见智，不同的研究者，感悟也不尽相同。

本人在长期针灸临床中发现，针灸穴道所激发的体能感应，不仅治疗疾病，还能激活人体的潜在功能，这对人体的神经系统以及内脏器官组织都能产生很大的调整作用。因此，针灸不仅有防治疾病和抗衰老的功效，还有激发潜能的特殊作用。

现代科研表明，人体功能在躯体中有着错综复杂的关联，故当人体患病时，中枢神经能出现病理反射，从而沟通许多器官以增强抵抗的能力。所以，针灸在穴道上产生的刺激，能调动人体功能发挥强有力的治疗作用，能治疗许多疑难杂症，而且也能激活人体的潜在功能。

二、针灸疼痛的奥妙

针灸治病是我国流传千古的治病绝活，也是古人留传给我们的珍贵文化遗产。不过，我们应当明白，现代的针灸若与古代相比，既有长进又有不足，不足的是现代针灸技术不如前人神奇，长进的是现代针具与技法都比前人高明多了。当然，长进与不足不是本文所要阐述的内容，本文阐述的主要有关针具精细的选用与针灸疼痛的奥妙。

20世纪50年代前针灸使用的针具都是金针银针，其直径是非常粗的。现代针灸临床使用的毫针针具与以往的金针银针直径相比细了很多，而且还多种多样，长度有半寸、一寸、一寸半、二寸、二寸半、三寸、四寸；直径有0.45毫米（24号针）、0.40毫米（26号针）、0.35毫米（28号针）、0.25毫米（30号针）、0.25毫米（32号针）、0.22毫米（34号针）、0.20毫米（36号针）。

过去针灸行业的医生都知道，一般临床使用的针具直径为0.40毫米的26号针为最好，这是20世纪60年代无数针灸专家一起研究认定的。这一认定，我们通过临床体验也都获得共识，因为本人在临床中也曾试用过不同直径的针具，结果发现确实是0.40毫米的26号针为最好。

不过，由于26号针在临床施治中还会有些疼痛，所以后来在提倡无痛进针时期，针灸界也有人注重无痛进针，所以所选用的针具也越来越细。不过本人一直坚持使用26号针，虽然起先还讲不出道理，但临床经治疗效好的感受却是明显的。后来经过使用不同直径的针具，进行疗效对比和研究，本人对针灸疼痛的认识有了突破，因为针灸临床应当注重的不是无痛，而是疗效。若疗效不好，无痛进针又有何用呢？我们随着不断观察和体验，越来越发现进针无痛大多不显效。古人的临床经验是：一针二灸三服药。该学说是不无道理的！其实，古代针灸治病其所以很显效，正是因为有疼痛。如果无痛，那就达不到好疗效。

可见，20世纪60年代专家共同研究确定的针具直径，涉及患者的承受力和治疗的有效率。现在许多患者与医者都只注重无痛，于是就都选择号数细小的针,以至于现在许多地方的医疗器具商家都不进 0.40 毫米的针了。许多医院、诊所现在使用的多是 36 号针。这么细的针,确实可以实现无痛,可疗效呢?怪不得许多患者都感觉针灸没有效果。

喜欢戴首饰的人都知道,金银可软了,金针银针都很粗,其疼痛也比现在大得多了。但金针银针临床时虽然很痛,其疗效却比现在好得多。现代的"银针",准确地说都是高科技的合金针,要是现代还用金针银针,那患者肯定难以承受。

说完针具粗细与疗效的作用,再说说针灸疼痛的奥妙。换句话说,不仅针具的精细有讲究,针灸时产生的疼痛更有奥妙。虽然在 20 世纪中期,医学界也有人认为针灸要不痛才好,许多针家也在研究无痛进针,结果发现:只要进针时能快速过皮,就会不痛。于是,后来就提倡针灸要快速进针。其实,快速进针与名目繁多的花俏进针手法是一样的,都是进针的外在手法,是不正确的,而且还存在许多隐患,只有讲究减少疼痛才是正确的思路。

其实进针只要有情有意,任何手法都可以减少疼痛。大家只要肯留意观察就会发现,现实临床中,不同的针灸医生所采用的进针手法大有不同,但只要医德好技艺高,其进针都能做到微痛和不痛。其实有经验的护士打针,过皮也是稳妥不急的,也能做到微痛和不痛。

从临床经验看,针灸在进针的时候,要讲究的是得气,只有得气才会获得好疗效。虽然进针有的会痛,但痛能获得疗效,总比不痛却无效要好,因为针灸获效才是治疗的目的和佳境。

从科学角度说,人体具有痛觉神经,因此针刺会有疼痛是绝对的。而且,疼痛除了有病理性疼痛、生理性疼痛,还有心理性疼痛,而且有的患者还会误将得气说成疼痛。

其实千古流传的针灸不仅能治病,而且也是治疗疼痛性疾病的最佳疗法,虽然会痛,只不过是小痛,是以小痛治大痛,以短痛治长痛的好疗法。理论上还曾有"以痛为腧"的原则,因此历代还发明了多种止痛、移痛的针刺方法,可见,疼痛性疾病是针灸的主要适应证之一。临床上对头痛、胸胁痛、胃痛、腹痛、腰痛、各种神经痛、关节痛、肌肉痛以及妇女痛经等等,均有良好的镇痛效果，这些都是举世公认的。

正是因为针刺有良好的镇痛效果，所以后来世界科学都对针刺镇痛原理进行研究。世界许多国家的科研机构，都采用神经痛阈判定指标进行研究，结果不仅肯定了针刺确有提高皮肤痛阈和耐痛阈的作用，而且对痛阈的变化条件和规律也有进一步的了解，从而推动了现代疼痛生理学的发展。关于针刺镇痛的作用原理，科学成果告诉我们，是从下列三方面进行的。

一是经络系统的作用。科研人员在对针刺感应循经感传的研究中，发现当循经感传现象出现时，在经络感传路线上会出现一条具有一定宽度的痛觉减退带，而且其中心部位痛阈提高最明显，并逐渐向外周扩散。如针刺感应传达到病所，则病所的疼痛症状可迅速缓解或减轻；但若出现阻滞针感的传达，则其镇痛作用也随之减弱或消失。这说明经气通畅可以达到镇痛的效果，所以中医的"不通则痛，通则不痛"的理论，于此也可以得到证实。

二是神经系统的作用。研究者证明，神经系统中存在着致痛与抗痛两类不同的结构及机能，针刺能激发存在于神经系统内的各级水平的抗痛机能，促使疾病或手术所产生的疼痛刺激向不痛转化。外围神经是针刺信号的传入神经，针刺信号在其外周传入的过程中，可以直接对痛信号的外周传递产生一定的阻滞作用。因为痛信号多由细纤维传递，而针刺对 I、II、III、IV 类纤维都有兴奋作用，尤其是 II 类粗纤维。用电针直接刺激传导痛觉的神经，借以兴奋同神经中的粗纤维，即可使痛信号的传递发生阻滞。另一方面，又可使脊髓背角细胞对伤害性刺激的反应受到抑制。

实验证明，疼痛信号进入中枢神经系统以后，须经过一个漫长的通路后到达大脑，其中脊髓的背角和丘脑的束旁核是传递和感受疼痛的两个关键部位，而中枢神经系统的尾核、中脑导水管周围灰质、中缝核群和它们的下行抑制通路兴奋的时候，可以抑制疼痛信号的传递和感受。针刺的信号通过脊髓入脑，经过复杂的整合活动，可兴奋内在的抗痛系统，一方面上行抑制束旁核，另方面下行抑制脊髓背角，从而发挥镇痛效应。

三是体液因素的作用。大量科学研究资料表明，中枢神经递质在针刺镇痛中有重要作用，例如脑内 5- 羟色胺、乙酰胆碱含量增加或减少，可相应地增强或减弱针刺的镇痛效果；而儿茶酚胺的作用恰相反，用药物阻断儿茶酚胺类递质的受体，能增强针刺镇痛作用。实验证明，针刺可促使脑脊液及脑内啡呔含量的明显增加和延缓内啡呔的降解，这在针刺镇痛中起着关键的作用。此外，针刺能使外周血液中的致痛物质，如 5- 羟色胺、钾离子、组胺、缓激肽的浓度降低，还可影响前列腺素、环 – 磷酸腺苷等的变化，从而提高痛阈和针效。

须知，针刺疗法本身，就是以痛治痛的疗法，是以小痛治大痛，以短痛治长痛的疗法。针刺时有些疼痛不但无害，而且是有益的，因为疼痛可以激发器官组织的修复能力。人体经受轻微而适当的刺激，有助于机体因疼痛而自救，正因为有了外来善意的刺激，生命体的细胞组织才能获得有序化的调整，促使器官机能恢复健康。

当然，针刺也不是越痛越好，施治时还是要尽可能地减少疼痛，但要明白，针刺时，出现疼痛也是预示疗效的好现象。

三、复诊须重视疗效

有话道，人食五谷杂粮，谁能不病？不管是什么人，生病总是难免的。但是，有生活经验的人也都知道，人生在世不怕艰难困苦，就怕生病。所以，作为一个医生，在病人续诊的过程中，若能了解患者是否已经取得疗效，应是一件颇有意义的事，因为只有了解是否获得疗效，续治才有正确的依据。

如果没有疗效，可能是病重还未获效，也可能是前面的诊断失误，也可能是患者另有原因等等。如果没有认真判别疗效，续诊时还继续照前用药，那是荒谬的。换句话说，前诊是否有疗效，是续诊时的重要依据，只有了解和细心的判别，才能保证续诊的治则与用药的正确，这不但是医家续治的关键，也是病家康复的期盼。

当然，了解疗效必须从多方面进行思考。因疾病的症状有标本之别，经治的过程也有主次之分，所以康复的时间也有不同。其次，疾病有轻重之分，施治也有缓急之别，所以康复的速度也有快慢。其三，病人的体质有强弱之差，经治的疗程也有长短的不同，所以疗效也有不同的表现。

曾有一中专女学生张 X，因月经漏下不止，在其母亲陪同下，前来求治。门诊接治时，经过细心辨证询问，得知起因是爱吃"小可爱"。据她母亲计算，那一年她已经吃了两担多的小西红柿，近期又吃了不少人工饲养的鸡。因小西红柿和人工饲养的鸡里都含有不少激素，所以女孩子的内分泌紊乱，从而使月经漏下不停。而且，她已经到过多家医院治疗，起先都有效果，但都没有断根，刚服药会暂停几天，一停药就又见红了，接着就越来越多。

经过辨证，我们予以相告，这是内分泌失调，要想根治，不能再吃富含人工激素的食物，而且治疗要有一定的时间，因为驱邪才是治本，止漏只是治标，要配合好才能获效。患者母女听后，答应配合治疗。但经治几次后，因还依然漏下见红，患者母女俩都难以接受，所以一味要求立即止漏。我们告诉她母女，如果要求止漏，虽能取效，却不治本，也会像医院治疗一样会出现反复。可患者母女听了依然无法领会，还是强烈要求先止漏。无奈，我们为其开了止漏之药，果然一剂见效，患者母女都很高兴。但过几天又漏了，当其母女再来求治时，重听了病因病理，这才接受治本的方案。结果，虽然见效慢，但经治两个多月后，果然根治了。几年后的某一天，那个已经毕业并在某公司任导游的少女，带一同事来我门诊看病，我们顺便询问她的身体，她高兴地告诉我们，自从治好后，都没有复发过。

另有一位叫 X 乐乐的男青年，因咳嗽久治不愈，转来我处求治。经我们辨证后，采用祛痰止咳方剂，二剂后，那年轻人咳痰明显好转了。复诊时，他很高兴地向我们称谢。此时，医生若不进行号脉辨证，一般就会效不更方，采用原方续治。但其脉象显示，标虽减轻，本犹未解，痰虽能咳出，只能说明获效，可祛痰之药属于攻破药，若继续祛痰，则易伤正，所以我们改用健脾化痰之方，使新痰不生，结果三剂后获得根治。从诊治阶段来看，此例第一阶段是驱邪，第二阶段才是扶正。

疾病往往有多种表象，其症状经常不是单一的，所以医生的首诊若不正确，也会出现速效反有损的现象。尤其是体弱患者和年幼小孩，施治时切不可采用速效多损的药物。记得某小学有一位英语女老师，是本人小女儿六年级毕业班的班主任，当我小女儿临近毕业考之时，班主任六岁的小男儿感冒发热。因为毕业班的事情多，该老师抱孩子到医院治疗之时，要求医生使用好药挂瓶治疗，可是，经治后虽然体温有所下降，可次日孩子病情却反而加重了。复诊时，医生继续为其孩子挂瓶，结果连续挂瓶多次，不但无效，孩子连饭都不会吃了，弄得老师一家人都紧张得很。当本人小女儿得知后，亲切地叫老师带孩子到我诊所来治疗。该老师听后，果真与其婆婆、母亲一起抱着孩子前来诊治。本人经过认真辨证后，先采取中指点刺放血退热，再加以标本兼治的中药处方进行医治，结果当天获得热退，三天获得痊愈。

有时，中医虽然辨证正确，在施治显效中也会出现些小不适的迹象，这种迹象，在续诊时都要细心鉴别，并要了解复诊时的身体现状。譬如胃寒病，施治要温补，但有的患者温补后会出现"上火"的感觉，此时若中断温补施治，则会中断疗效。有一位50多岁女性患者，自觉胃脘冷痛，且大便溏软，每日二到三次，曾到多家医院诊治多年不愈。后经人介绍，前来我处诊治。我们经过辨证，断其为脾虚胃寒，施以针灸治疗后，再处以温补的中药处方三剂。可患者服二剂后，胃脘冷痛虽然消失，却感觉有点"上火"（其实只是虚阳上越之象），于是就中断服药。可几天后，胃脘又冷痛难受起来，于是又前来续诊。我们经过询问得知后，告诉她不是真的上火，乃是虚阳之象。再为她做针灸施治，并让她继续服药。结果，经过两次续诊，获得痊愈，患者一家感谢不尽。

四、人体疾病三段论

人体疾病一般有三个阶段：第一阶段是自体免疫功能的对抗，第二阶段是自己寻医问药的治疗，第三阶段是病重卧床的住院医治。

第一阶段是疾病的初期，人体的免疫功能有自我抗病能力，所以体质好的人，稍加注意就能自己康复。但若体质不好或粗心大意，疾病就会发展，从而转入第二阶段。所以，平时的饮食起居应当顺应自然，作息规律也要合理安排，在疾病的第一阶段，更要注重养护，这样才利于生命体的抗病，只有自体的条件得以保证，自体的修复才有可能。

疾病若发展到第二阶段，应当主动积极地治病疗疾。在治疗过程中，也不能消极被动地求医用药，而当积极主动地寻医问药。有积极主动的配合，才能获得顺利医治，这是疾病康复的重要环节。若治疗环节出差错，就会影响病情的转归。在第二阶段的治病疗疾过程中，有的是因医家误诊，有的是因配合不好，结果导致疾病向第三阶段发展。当然，医家的处方用药是否正确合理，还不能以疾病是否好转得快为标准来评定，也就是说治病不是越快越好。若小病用重药，取效虽快，却会损伤元气，只有疾病康复后，身体能复原才是准则。

疾病若发展到第三阶段，往往会卧床不起，若病重卧床不起，一般亲人好友都会帮忙将其送到医院住院，由医院的医师为其安排施治。如果疾病在第三阶段不及时医治或不正确医治，还会导致病情继续发展，甚至产生严重转变而出现危险。不过，这时医患双方若能正确对待和纠正失误，还是可以拯救的，应当努力求医施治。

现代医学告诉我们，生命的终止一般可分为：濒死期、临床死亡期、生物学死亡期三个阶段。当生命进入濒死期阶段，人体各系统的功能已发生严重障碍，脑干以上各种神经中枢明显抑制，机体所有机能极度减弱，只是心跳和呼吸尚未完全停止而已。此时，疾病虽然损害到难以修复转归的地步，但它依然在生命的期限之中。虽然是在医药难治的病变不归期，但医学依然有拯救和延续生命的能力存在。

期限就是时间的一定长度，疾病转归的三个阶段，就是疾病的三个病理过程，就是一定的期限，这期限的含意，就是含有时间和空间的意思。所以，现代病理学指出，疾病是机体在一定病因作用下，因自稳调节紊乱及一系列损害和抗损害反应而发生的异常生命活动过程。在这个异常生命活动过程中，人体各种复杂的机能、代谢和形态结构也都发生异常变化和障碍，从而引起各种症状、体征，甚至危及生命。

但是，人体没有永远的健康，也没有绝对的疾病。现实社会中，有些曾被认为没有救治可能的危亡病人，由于没有恐惧，依然勇敢地面对，结果，竟然会出现起死回生的现象。可见，疾病再严重，再危险，生命依然是有价值的，切不可放弃生存的希望。

五、外治法与正负压

中医外治法是我国独具特色的医疗学术，不仅作用迅速，疗效独特，还具有简、便、廉、验之特点。其方法有推拿、按摩、整合、吊洗、针灸、拔罐、刮板、针刀、梅花针、足疗、脐疗、熏洗、膏药、散剂外敷等等。治疗范围遍及内科、外科、妇科、儿科、伤科、神经科、筋骨、皮肤等。外治法与内治法相比，具有"殊途同归，异曲同工"之妙，尤其是对服药治疗没有效果的病证，更能显示其治疗之独特，故古人曾有"良丁不废外治"之说。

外治法在我国有悠久历史，《素问·至真要大论》里便有"内者内治，外者外治"的说法。在马王堆出土的《五十二病方》中，就有外敷、熏法、浴法及砭、灸、按摩等各种外治法记载。其后，历代医家著作中也多有涉及，到清朝中叶，程鹏程的《急救广生集》（又名《得生堂外治秘方》）与《理瀹骈文》的外治法书籍都相继刊行，这是我国清代著名而又难能可见的外治法专书。至此，外治法理论趋向成熟，外治法的技术也达到较高的境界。

目前对于中医外治法的定义，一般是与内治法相对而言的治疗方法。但在20世纪90年代，有人提出过中医外治的基本概念，认为中医外治应分为"广义"和"狭义"两个方面。广义外治泛指除口服及单纯注射给药以外施于体表皮肤或从体外进行治疗的方法，比如音乐疗法、体育疗法等也包括在内。狭义外治则指用药物、手法或器械施与体表皮肤或从体外进行治疗的方法。现在一般意义上理解的外治为狭义外治法，但由于中医和现代医学都有外治法，所以中医外治的一般概念，应为中医学基本理论指导下的狭义外治活动。

随着时代的发展，中医外治法不断有新的内容加入，概括起来可分为两大类，即：药物外治法与非药物外治法。在治疗范围上，一般分为内病外治与外病外治两大类，本文要讲的是中医外治法的正负压调整。

中医的外治法，具有徒手和器具之分。徒手有推拿、按摩、整合与吊洗等；器具有针灸、拔罐、刮板、梅花针以及梅罐疗法等。因这些外治法所用的力量都与人体的正负压有关，而且有利于扶正和促进血液循环的作用。

我们通过研究发现，推拿按摩和整合手法都是正压调整，操作时，施术者对患体有关部位施加力量，所施加的正压力量有利于化瘀通络，会起到促进血循环的扶正作用。但效果不大，所以一般只用于养生保健。

针刺疗法是正负压双向调整，其疗效最好，所以是临床使用最主要的外治法。吊洗与梅罐疗法也是正负压双向调整，其功效擅长驱邪和排除体毒，但由于吊洗和梅罐疗法比较激烈，所以医家必须注意患者的年龄和体质。若年龄大体质弱的患者，不可采用吊洗疗法和梅罐疗法。

六、风伤症与游走性风湿

学中医的人都知道，治疗痰饮和治伤是中医极具特色的疗法，现代医学没有此类科别。说到痰饮，就必须提到风湿，因湿重也会化成内痰，所以民间有一种科别就叫风伤科。

所谓风伤科其实就是风湿和伤科的并称，因为风湿与内伤也经常会互为转化，可见风伤科乃是很独特的一种科别。下面就让我们一起来了解风湿与内伤互为转化的奥秘吧。

先说"伤转风"。所谓"伤转风"，就是内伤瘀阻部位的周边，因气血代谢受到影响，时间一久，伤痛周边部位就会出现胀痛和酸痛，这就是"伤转风"的瘀阻现象。

须知中医的伤是一个复杂的概念，既有广义和狭义之别，还有外伤和内伤之分。广义的伤是指人体的一切伤损和生理异常现象，既有情志造成的疾病，也有外力造成的跌打损伤、刀伤、拳伤、烫伤、药伤等等。狭义的伤是指内伤，内伤又有气滞与血瘀之别。气滞之伤多为阵痛，且痛无定处；血瘀之伤多为钝痛，且痛有定处。所以伤科在辨证时，还要分辨是气滞型还是血瘀型。

还当提请大家注意的是，内伤这个概念是比较独特的，首先它是相对于外伤而言的；其次，内伤的部位都在胸腹部；其三，这个"内"指的并不是内脏，而是指身躯一定深度的"内"，准确地说，是指胸腹躯干部的深层组织与黏膜之间的气滞血瘀之证。也就是说，脏伤、骨伤、头伤、四肢之伤，都不是内伤。

次说"风转伤"。长期以来，胸背部有风湿疼痛的病人在找医生治疗时，经常会感叹地说："唉，风湿总是跑来跑去的！前几天我是右胛背部痛，今天痛又跑到右前胸去了。"许多医生听了这话会告诉病人说："游走性风湿就是会跑来跑去的。"可见，患者和医家都认为游走性风湿症有跑来跑去的特点，其实，这是不正确的认识。其实更难让人理解的是，胛背部的风湿病时间一久，还会转变成伤，这就是民间所说的"风转伤"。

风是怎么转伤的呢？因湿性重浊，尤其是背胛区的湿邪较难根治，若时间久了会渗入到深部组织与黏膜之间，从而影响该处的气血运行，时间一久，就会造成气滞血瘀，气滞血瘀就是伤的病理现象。

综上所述，伤与风湿之间的互为变化已经摆明，既然风湿与伤痛有这么多的关连，伤久会转风，风久会转伤，至此民间的风伤科也就不难理解了。当然，这个中的奥秘也不是只想捞钱的庸医所能领会的。

事实上，风湿病在中医学术里叫作痹证，其症状表现主要是酸痛和胀痛。痛无定处的风湿叫走痹（也就是游走性风湿），有的医家认为游走性风湿最难治；痛有定处的风湿叫着痹（也就是顽固性风湿），有的医家认为顽固性风湿最严重。

所谓游走性风湿，也就是患者感觉会"跑来跑去"的风湿。游走性风湿不仅现代患者会说跑来跑去，古代也有"风性善变"的说法。其实这是一种误解，是将症状表现误解为病邪在游走。我们经较长时间的研究才揭开其奥秘，其实湿邪是在特殊情况下才出现"游走"的，临床门诊中，有许多患者的风湿疼痛没有出现跑来跑去的现象。

须知湿邪的形成有两种情况，一是源于淋雨、泡水、受潮后，营养能量不足，加上活动不够，所以会造成风湿病；二是源于自体脾虚化湿能力减弱，其皮肤毛孔透散水气无法正常运作，从而产生风湿酸痛。

但不管是前因还是后果，中医理论早就指出湿性是重浊的，既然湿气是重浊的，那就根本无法跑来跑去。那为什么疼痛有"游走"的现象呢？其实"游走"的感觉乃是此起彼伏的现象，而不是跑来跑去的现象。

身体上的湿邪是大范围的，只会先后发作，不会同时发作，可见"游走"乃是此起彼伏。若理解错了，施治的方法就会失误，疗效当然也就难得理想。

病患者没有明白，当然也就难以防范。

如果真的是跑来跑去，那施针用药就与此起彼伏大不相同。具体说吧，如用针灸治疗，那就要对所有的关节穴位施针，如用中药治疗，那处方就要大，药量就要多，可那样不良的问题就来了。取穴多，不仅增加了患者的痛苦，患处修复需要得到的供养也就少了。处方大，剂量就多，那对身体的副作用也大了。

其实，游走性的风湿疼痛乃是此起彼伏的现象，针灸若对此起彼伏的所有穴位施治，患体的修复能力反而会分散，从而降低疗效。若只针对此时发作的有关穴位施治，穴位就会减少，那激发的修复能量就会集中，疗效就会增高。用药也是一样，只针对此时疼痛的处方剂量就不会太多，对人体更有利。

治疗疼痛性疾病，乃是细胞组织与疾病的战争，所以取穴精准，用药恰到好处，那病体的康复更会有利。这就是针药施治疾病的剂量奥妙！

七、针药互补说

由于本人在门诊中，有时只为患者做针灸，有时只为患者开中药，所以经常会有患者小声询问："治病，是针灸好呢还是中药好？"我听后只好如实相告：针、药各有所长，虽然针灸与中药都可以治疗很多病，但毕竟有些病不是针药都可以的，要根据疾病的具体情况而定。一般情况下，采用中药还是针灸可根据病人的意愿选择，有的病人怕针，那就用中药治疗，有的病人怕药，那就运用针灸施治。若是复杂的疾病，那就要针药并举，才能取得互补之良效。

当然，上述所说是根据病人的意愿和疾病的需求，如果让我说实话，那还是针灸好，因为古代中医有"拯救之法，以针为最"的名言。若将针灸与中药相比，针灸不仅疗效快，而且还能强身健体，延年益寿，所以前人看病有"一针二灸三服药"的说法。

为什么会这么说呢？相信"是药三分毒"的说法大家都听到过，虽然绝大多数中药是无毒的，但是，这"三分毒"的意思不是指毒药，乃是指药物进入人体后的不良作用。譬如人参是补品，但如果用得不正确，也会出问题。清代医家徐灵胎在《医学源流论》中曾这样说过："虽甘草、人参，误用致害，皆毒药之类也。"所以中医考卷经常会出现"人参有毒否"的考题，针灸却没有这种问题，而且针灸还具有双向调整阴阳的功能。

不过，如果疾病复杂，患者体虚，那话又得说回来，还是针、药并举为好，因为针、药各有长处。若患者身体差，病情复杂，尤其是慢性病、筋骨病，那在针灸治疗时，再配以中药为好，因这种配合还有阴阳的奥妙。

先从人体的生理角度看。人在生病时期，其生理机能毕竟会受影响，人体机能若不能正常，其饮食、消化、吸收、供应、循环也就多少都会出现异常。在这种情况下，人体能场也会比正常时弱得多。此时进行针灸，能激发人体能场，能促使懒散的细胞都运作起来，所以针灸的疗效比单纯服药好。但是，针灸既然会激活器官组织，当细胞活化起来时，其能量的消耗也就增大了，因活化的细胞需要能量，兴奋的器官组织需要能量，修复的病灶组织需要能量，此时，在中药的药性成分起到消除病邪作用的同时，其中的营养成分也会起到补充人体能量的功用，所以自然会获得更好的疗效。

再从人体的血供角度说。我们知道，药物经人体吸收后，会随着血循环输送全身，但人体血供的特点是：离心脏近的器官组织会得的多，离心脏远的器官组织会得的少，因一般情况下的血供会遵循先内脏后躯壳，先躯体后四肢，而且软组织获供容易，硬组织获供难。这种状况与社会一样，也无法平均血供，因离心脏远的组织，其血管又长又曲折，当然阻力就大，所以血供就差。药物到达病灶的规律与血供是一样的，这就意味着，远离心脏部位的病灶所获得的药物就会少，骨骼和骨关节能得到的药物就更少了。而健康的部位本来是不需要药物的，可送达的药物成分却偏偏多了。所以，如果治疗先运用针灸，然后再服用中药，那血供的状况就会大为改变，因病灶部位及其相关的穴道被针灸刺激后，吸收药物的能力就会增强很多，其增强的倍数往往不是我们所能想象的。

所以，如果针药配合，那疗效就大不一样了，因肌体的细胞、组织、器官，经针灸刺激后都会有应激反应和活化的效果，其吸收药物的能力就会增强，同时人体的神经系统也会为病灶渠道大开绿灯，所以药物进入病灶的量也会增多。现代科学已经证实，针灸还能激发人体潜能。

第十章　中医的超前与不足

一、中医对现代生活的影响

随着中华民族的伟大复兴，中华文化的广泛传播，中医理念对现代生活的影响也越来越大。中医文化所蕴含的价值观念、伦理道德、人文精神在现代仍具有重要的价值。中医所倡导的"悬壶济世、求真务实，以人为本"的伦理道德有利于社会和谐，中医所遵循的"整体观"与科学发展观的价值理念是一致的，中医所蕴含的"提前预防，注重养生"观念是超前的。

纵观历代名留青史的名医大家，无一不是博极医源、医术精湛、妙手回春的仁爱大师，他们不仅救死扶伤、精勤不倦，大多还著书立说，德泽后世。如孙思邈从仁爱出发，提出了比较完善的医德标准，为历代医家所尊崇。他提倡的"仁"，体现了中医仁者爱人、生命至上的伦理思想，以救死扶伤、济世活人为宗旨，表现为尊重生命、敬畏生命、爱护生命，这些宝贵的医学人文精神遗产在现今时代仍然具有先进性。

今天，我们生活在一个科学技术日新月异的社会，中医事业的创新发展，需要一大批中医基础理论深厚，同时又掌握现代科技知识的科学家和科技领军人物的引领和推动。广大中医药工作者只有务实求真，潜心学习和研究，遵循客观规律办事，中医药这一古老的民族瑰宝才能发扬光大。

中医药必将改变人们对生命的认识，也必将影响人类对于自身健康的关注，通过了解治未病，管理好自体的健康，进而调理亚健康，治疗不健康，全方位养生保健，达到健康长寿的目的。可见，只要通过中医看人生、看人体、看健康，就会发现解决疾病的方式方法都不同于西方医学。著名科学家钱学森先生说过，未来医学发展的方向是中医，这是从中医的原创性进行论述的。

但在物质生活日益丰富的现代生活中，人们往往追求纯粹的物质享受而忽视疾病的预防，其轻"防"重"治"的观念，在很多人的头脑中占了主导地位。其实，只有"治未病"保健观的确立，才可能使人少受疾病的折磨，又可以减少人们的医疗支出。

1945 年 4 月 25 日，联合国成立大会的开幕盛典在旧金山市歌剧院隆重举行，中国代表团团长宋子文的机要秘书施思明先生见证了这一庄严的时刻。他既有外交才能，也有深厚的医学背景，所以他注意到致力于维护世界和平的《联合国宪章》只字未提卫生工作，也没提及要建立一个国际卫生机构。因此，施思明先生萌生了成立世界卫生组织的构想。他设想的国际性卫生机构名称是在后来运作过程中才被确定为"世界卫生组织"的。为了顺利通过自己撰写的草案与文件，为了有助于得到广大拉丁美洲国家的选票，在施思明先生的努力下，巴西代表团也加上了。中国和巴西代表团采取步骤，由各自的外事办公室向各国代表发出照会，要求他们支持决议，并邀请美国政府以东道主的身份确保大会在其领土上举行。他提交的议案是用声明的形式写成的，这个决议最终被联合国大会接纳并得到了压倒性的支持，为建立世界卫生组织奠立了基础。施思明与精神病学者布罗克·奇索姆密切合作，撰写《世界卫生组织章程》，他对健康的表述是："个人精神上满足和情绪上的健康，是人类和谐关系的要素。"后来经过反复斟酌，在世界卫生大会上进一步确定为："健康不仅仅是没有疾病或虚弱表现，而且要具有完好的身体素质、精神健全和和谐的社会关系。"

中医中药有着 5000 多年的历史，为中华民族的繁衍生息做出了巨大贡献，积极地挖掘传统中医文化中的有益成分，为现代化建设提供精神动力和智力支持是非常必要的。"健康医学"与"疾病医学"不同，与"精神归教堂，肉体归医院"的西方传统也不一样。完好的身体素质、精神健全和和谐的社会关系体现着中华文化的精华，也是中医的学术理念和传统，更是中医对现代生活的影响。

二、中医是人体健康的学问

《素问·汤液醪醴论》说："病为本，工为标，标本不得，邪气不服。"中医有一系列帮助人体维护健康的养生之道，也有很丰富的保健技术。在诊治的过程之中，中医非常注重了解人体的正气，以邪正斗争的盛衰决定治疗措施的选择。扶正祛邪，维护脏腑功能，恢复人体的阴平阳秘，促进气血的运行，利湿化痰，去瘀生新，处处体现"以人为本"的精神。

西方医学的观念与中医是大不相同的，它在临床中常把人体居于支配地位，不仅忽视人体自身维护和自体恢复健康的能力以及人的精神作用，而且把医学对健康的作用夸大化了。"科学成就健康"貌似崇尚科学，其实是把技术作为人体健康的主宰，将人体异化为被支配的地位。

西医的科技进步对人体微观领域的了解是伟大的，中医对人体的宏观把握是高深的。但西方医学因微观的人体研究，看待人体有"破碎化""碎片化"的现象，解剖是"目无全人"的微观研究，丢失了人的精神作用和人与天地万物的联系。其实人与社会的"和谐"关系，物理化学指标是无法表示的，若只把物质的根据作为"硬指标"衡量，人体就有了很多"综合征"以及不属于疾病的"亚健康"。

须知，生命起源于细胞，单细胞生物直接面对环境，全方位感受天地万物对自身的影响，其健康与否不仅与自身的结构有关，更要看环境是否适合自身存在。人类进化出思想，能主动适应环境，但是并不能随心所欲地生活，天地万物时时刻刻影响人的健康，整个时空与人的健康息息相关。因此，中医的"整体观"是十分奥妙的，临床绝对不能只局限在身体的局部，必须把生命放在天地四时相应的变化之中去考虑，这就是人体生命复杂性的体现。

中医药作为中国传统医药学的统称，距今已有3500年以上的发展历史，是在充分汲取了我国汉族及藏族、蒙族、苗族、彝族、傣族、回族、鲜族等各少数民族传统医药学理论，及对疾病防治经验系统总结基础上发展起来的东方医药学体系，也是迄今为止世界传统医学理论最系统、内涵最丰富、应用最广泛、保留最完整的突出代表。

经过几千年的医学实践证明，中医药学不仅在历史上曾为中华民族的繁衍昌盛做出过重大贡献，而且在现代医学和生命科学高度发展的今天，无论是从阴阳互动的平衡观、脏腑经络的整体观、天人合一的生态观、以人为本的生命观、三因治宜的辨证观对疾病的预防控制上，还是在人类生育、健康、衰老、疾病、死亡等生命现象全过程的科学认识方面，尤其是在提高人类生活质量、延长人类生存寿命，防治慢性病和老年病，对目前现代医学病因不清、疗效不佳的各种疑难杂症，高死亡疾病如心脑血管疾病、糖尿病、癌症、肾病综合征、慢性阻塞性肺病等疾病，以及新型的高致病性传染病，如非典型肺炎（SARS）、禽流感，甚至对 21 世纪有黑死病之称的高致命性传染病如艾滋病等，都显示出了中医药的独特疗效和显著优势。对于患有现代社会文明病及占世界城市人口 70%~80% 的亚健康人群，传统医药学及中医养生学在非传染性疾病的防治，尤其是在对于 13 亿中国人民的卫生保健事业方面，具有重要的战略地位及独特优势。

20 世纪 90 年代以后，越来越多的西方发达国家对东方医学最具代表性的中医药产生了浓厚而广泛的兴趣，并加大了经费及人员投入，希望能从古老的传统中医药学中领悟其现代生命科学的真谛，寻求解决数量在不断增加的人类疾病的最终方案。与现代西方医学生命科学物质还原论研究相反的方向上，传统中医药学对疾病辨证、动态的宏观认识和对生命现象整体把握，在疾病防治尤其是适应 WHO 提出的生理 – 心理 – 社会及环境适应能力的社会医学模式方面，更具有鲜活的生命力和可行性。从疾病生物医学到生命医学，从生命医学到生态健康医学，中医药最具有实践应用价值和科学发展价值，是人类医学生命科学价值体系的完整体现和先进文化的突出代表。在未来后现代医药学发展时代，中医药不但不会消亡，还将继续为 13 亿中国人民及人类的健康事业做出重要贡献。中外医学界有识之士，尤其是从事边缘科学研究的科学家们已基本达成共识，中医药所代表的先进的生命观和科学的医学方法论，将引领世界未来医学生命科学的发展方向，并将对人类社会发展做出重大的贡献。

《素问·宝命全形论》说："天覆地载，万物悉备，莫贵于人。人以天地之气生，四时之法成。"因此，中医论述脏腑功能的时候，把人体与天地万物联系在一起进行叙述，把四季、五方、万物的因素都与人体联系起来，建立了藏象理论。中医的治疗方法也是"时空化"的方法，药物的温热寒凉"四气"，酸苦甘辛咸"五味"，都富含着时空的元素，也是在不断变化之中把握健康。因此，临床必须遵守"辨证论治"。综上所述，中医是人体健康的学问。

三、中医模糊方法的科学性

中医的模糊方法诞生于科技不发达的古代，因为在那古老时期，医学对人体和药物的了解主要靠肉眼观察和感官体验。但是，我们也不能认为用望远镜、显微镜看到的才是科学，用肉眼看到的不属于科学。世界真实的状态往往是模糊的，这不仅因为物质是无限可分的，仅人体生理病理的精确度都不可穷尽，还因为一切物质都处于不断变化之中，人的健康状况更是瞬息万变，每个细胞同时都进行着分解与合成，人的健康状态绝对不是几个固定不变的数据。可见，中医的模糊方法是一种超时代的科学方法。

西方医学追求数据精确，但数据的无限精细和海量化是难以把握的，现在只知道药物可以作用到分子靶点，还没有达到分子之下的水平。古代中医处理"视之不见""听之不闻""抟之不得"的微观世界，具有不寻常的大智慧。《素问·阴阳离合论》说："阴阳者，数之可十，推之可百，数之可千，推之可万，万之大不可胜数，然其要一也。"把握世间万物，有的时候数据越多、越精细，就可能越失真，用显微镜观察蒙娜丽莎的画像，得到的只是油彩的数据，而不是蒙娜丽莎如何美丽。如果用体重多少微克、身高多少微米、面色黑白多少像素来介绍一个陌生人，你很难把他从人群里找出来。而按照高个子、中年人、白皮肤、戴眼镜、穿黑呢子大衣等模糊数据的集合去寻找，却可以很快就把这个人从人群里分辨出来。老农挑西瓜、村妇看家门，运用的都是模糊识别，而不是具体数据判断。这就是"象数之学"的形象识别法，也是模糊集合判断。一个物体只属于一个模糊集合，只要将不同的模糊集合加在一起就走向了清晰。

中医在古老时期是一门模糊科学。在自然科学领域，数学向来是以精确而见长的，但却偏偏有"模糊数学"理论。它是针对一些无法以精确的数量形式描述，甚至越采取精确描述反而越混乱的客观存在，而采用特殊的"模糊方法"进行科学处理的数学方法。例如对一个人的形象，人们可以根据数量上并不精确的模糊记忆而记住，当被记住的这个人下次出现时，人们会根据脑海里泛出先前的模糊印象而认识他。但如果采用精确的数字来描述他的形象，则不仅数字会达数万、数十万个之多，并且当他再次出现时，会因为其头发理过、胡子刮过、衣服换过、脸上长了个小疮……而改变先前的数字，以至于与先前所储存的数字体系大相径庭，进而无法与先前的形象认同。可见，对于现实世界的某些客观存在，采用"模糊方法"，反而比采用精确描述的方法更能够抓住事物的本质，更能够把握事物的全局，如果采用精确描述的方法，反而会使事物变得模糊，以至于无法把握。

所谓"模糊方法"，就是放弃精确描述的努力，以综合的方法，来求得对客观事物总体的描述和把握的一种思想方法。人们日常所说的"小事糊涂，大事清楚""放开微观，把握宏观""憎爱过于分明的人不适合搞管理"，以及古人说的"水至清则无鱼"之类的处事规则，就蕴含着这种模糊的概念和方法。

在数学领域，科学界已经把模糊数学原理运用于科学，并称之为"模糊科学"，但这种模糊科学并非"糊涂科学"，它与精确分析的"精确科学"相对，强调的是放弃对事物无法实现的精确描述，以综合的手段，从整体上、宏观上把握事物的本质和规律。

综上所述，不难确认，中医学就是一门模糊科学。因为它并不通过物理的、化学的、生物的分析手段，去精确地寻求病理病因，而是根据望闻问切所获得的综合的生理信息，进行辨证论治、开方处药。当你便秘时向中医师问起是什么病菌导致了生物反应，他无法相告，但会告诉你是"阴虚火旺"或"胃火炽盛"之类的"模糊"概念，而且他的处方药也能确确实实地把你的病给治好了！

由于人们习惯于精确科学的思维，所以常常不晓得运用模糊科学思维，更不晓得某些领域只能运用模糊科学思维，于是，一些模糊科学常常会被人误解。不是吗？数千年来为中华民族的健康立下汗马功劳的中医，即便是在当今，还常常被斥责为"伪科学"，并且斥责者大都是些具有高度科学头脑的大科学家、大学者！看来，要使人们全面理解和把握"精确与模糊"之中所蕴含的科学思想方法，还真不容易。

《素问·五运行大论》说："天地阴阳者，不以数推，以象之谓也。"形象思维是中医的法宝，它从形象清晰的角度研究事物。一个合格的中医依靠模糊方法，绝对不会用桂枝汤治疗麻黄汤证，也不会用小柴胡汤治疗承气汤证，不会把气虚说成血虚，也不会分不清虚实寒热表里。

四、中医辨证论治的权威性

现代医学的诊断是排他性的"硬指标"诊断，可是，疾病达到被诊断的"标准"需要很长的过程，难道要等到指标出来才治疗吗？不用，中医在未被确认的阶段也一样可以治疗，而且通过望闻问切，也是有根据的。从这个角度说，现代医学是无法"治未病"的。

可中医对疾病的认识与西医不一样，中医是从人体健康的角度立论，只要人体有痛苦，不论它是外邪引起的，还是自体紊乱造成的，皆属于病态，都可以获得医学的帮助。《素问·经脉别论》说："生病起于过用。"《素问·宣明五气》说："久视伤血、久卧伤气、久坐伤肉、久立伤骨、久行伤筋，是谓五劳所伤。"中医的健康观是动态的，几千年前就指出七情都会致病，绝不是某个限定的数据。

"治未病"是中医维护健康的高见，是人体健康管理学。"治"首先是治理没有病的身体，是"未病"之体的预防保健，然后才是有病早治疗，既病防传变，愈后防复发。"治未病"必须从人的感觉出发，通过体质辨识、证候辨别，全方位、动态地提供服务，而不是经过各种检查确诊之后才进行治疗。

中医对于疾病的诊断，是从疾病的暂时性、可转化性入手的，比如"胸痹"名称的确立，是动态观察病人气血，由畅通而出现暂时的闭塞不通，其原因无论是阳虚气弱推动无力，还是痰浊瘀血阻滞不畅，只要经过"辨证论治"消除了证候，就解除了闭塞，也就治好了胸痹。尽管患者冠状动脉造影还可能有粥样斑块存在，只要不再有胸痹的证候，就不属于诊治的着力点了。当然反复发作的胸痹，不能因为证候的缓解而宣布胸痹已愈，必须巩固治疗以便达到长治久安的目的。

对于西方医学确诊的其他疾病，只要有证候（症状与体征）存在，中医就可以通过辨证论治，以"状态调整"影响患者疾病的"形态变化"，从而有利于患者恢复健康。一个疾病可以有不同的症状，中医以突出的一个作为病名，这个学术特点常被诟病，以为中医诊断肤浅，说不清疾病的本质。其实，在中医看来病名并不重要，重要的是经过治疗尽早消除这些以症状为代表的疾病。中医抓的是病机，症状、病名都是切入点，不是诊治之中最关键的部分。一个个症状都先后被消除了，自然就治愈了疾病。

因此，辨证论治是从恢复健康入手，依靠四诊发现疾病，经过辨证找出根源，经过"杂合以治"之后，消除证候、症状，恢复健康，维护健康。靠着几千年积累的经验，中医可以驾驭化学成分极为复杂的天然药物，也可以整合各种非药物疗法，帮助人体恢复健康，这些诊疗措施都是"友好型"的。因此，中医属于低碳环保的医学体系，也是生态的医学体系。可见，中医辨证论治的正确性是具有权威性的。

1996 年，世界卫生组织在《迎接 21 世纪的挑战》中指出，21 世纪的医学将从"疾病医学"向"健康医学"发展，从群体治疗向个体治疗发展。

中医独特的卫生视角，动态的健康观念，个体化的诊疗思想，低碳环保的实用技术，综合治疗的技术路线，充分展示出中医药"历久弥新"的巨大价值。

五、中医的超前性较难理解

中国针灸疗法，现在不但已被全世界认可，而且被视为传统医学宝库中的瑰宝。但我们身边的现代年轻人，有不少还是觉得很奇怪，不打针不吃药的针灸，为什么可以治病呢？而且常常会收到手到病除的疗效。

虽然中医针灸已经走向世界，用银针扎穴道治病的这一独特的医疗方式，已被越来越多的世界民族认同和接受，并且有越来越多国家的人前来学习针灸。然而，没有任何药物，单凭刺激穴位治病，这还是让许多现代人觉得不可思议。

颇令人欣喜的是，近代世界各国都有许多学者在研究针灸的作用机理。于是，世上有了针灸实验学、针灸医用病理学、针灸医用生理学等，并获得了大量针灸科学的参量参数。

不过，这些医学的专业书籍，对于普通老百姓来说毕竟还是陌生的，因此，针灸治病的作用机理是什么？至今没有一个令人信服的简易答案。可见，简易而又科学地阐释针灸作用机理，是我们中医学术的一项课题，也是中医学子义不容辞的职责。长期以来，针灸治病的作用机理，被古人解释为：疏通经络，调整阴阳，扶正祛邪。

这种解释是专业性的，其不足之处是笼统不透彻，也不全面。不错，针灸确有疏经通络和调整阴阳的作用，但这仅是针灸作用机理的一小部分，以小部分作用机理来阐释整体，还不足以服人。而且这几句中医术语，还成为庸医的口头语和"不通则痛"病理的"灵丹妙药"。

要回答好这个问题实属不易。我们经过数十载体能医学研究，获得了现代科学的总结，针灸治病的作用机理是：激发生理能量，抑制病理态势，调整人体能场。因激发了人体的生理能量，所以起到了扶正的作用；因抑制了病理态势，所以得到了祛邪的效果；因调整了人体能场，所以实现了阴阳的调整。

可见，上述"激发生理能量，抑制病理态势，调整人体能场"理论，可以把针灸治病的机理带进现代医学殿堂。

科学的阐明，离不开性质和参量，针灸除了有疏经通络的作用外，还有很多其他的作用，如激化细胞、活化组织、改善循环、舒缩血管、调节神经、通透皮肤、调整呼吸、增强胃肠蠕动，以及行气活血、清热泻火、消肿止痛等等。

比如，针刺镇痛是众所周知的，如果用疏经通络的理论来解释其镇痛机理，当然是不能让人信服的，但如果用科学的原理加以叙述则不难理解，其科学的原理是：在动物和人脑组织中有一种吗啡样活性物质，被称为内源性脑啡肽，现在统称为内啡肽，可与体内的吗啡受体相结合，产生类似吗啡的生物效应。

所谓受体，是指效应器官细胞膜上的某些特殊部分，可能是蛋白质，也可能是一个酶系。而所谓效应器是指神经反射弧的末一环节，接受中枢神经系统的传出冲动而完成反射活动。人体的肌肉和腺体都是效应器。

一般认为，针刺镇痛作用就是通过释放内啡肽而实现的。说得具体一点就是：机体被针刺刺激后会释放出内啡肽，而内啡肽和吗啡受体相结合，兴奋了下行抑制系统，从而发挥出镇痛效应。

科学告诉我们，世界是物质的，生命也是物质的。物理学的尖端理论认为，是电磁力构成了宇宙中最丰富的物质演化，也包括生命。因此，从物质的本质来看，构成我们生命的主要是电磁力。那么，在我们身体内部的各个组织结构和系统，就必然地存在着各种不同的电磁场，各系统的不同的电磁场的总和，就是我们提出的人体能场。

人体的电磁场的总和不是一种简单的场，而是复杂而多层次的场，因为人体是一个非常复杂而多层次的巨系统。如从第一层面看，有心血管系统、消化系统、呼吸系统、神经系统、泌尿系统、淋巴系统、生殖系统、内分泌系统、经络系统等。当人体健康的时候，人体各系统的不同电磁场是协调的。

针灸、推拿、点穴治病，都是通过对穴位的刺激作用来实现的。那么，穴位到底是什么？起作用的机理又是什么？穴位，古时叫孔穴或穴道，而中医的学名叫作腧穴。这是古今不同的叫法，其实都有合理的含义。要回答穴位是什么，还不是一句话就能说清楚的，有一位高手说得颇有意思，他说必须要用四个分句才行：是人体正常体能的"转运站"，是人体异常体能的"解调器"，是人体排放体内病气的"输出口"，是人体调制、放大、传送正常体能的"扩能器"。

在供水系统中，水的流动是靠水压来作动力的，但是，水在向用户流动的过程中，水压会因为水管的管压降而逐渐衰减。事实上，水厂产生的水压是不足以将水输送到用户的，而是靠许多定点合理的排罐站，将空气从排罐口压缩进管道以增强水压，这样才克服了管压降，从而保证了管道的正常供水。

血液在人体的血循环系统内流动，经气在人体的经络系统中流注，不正如水在管道系统内流动、电在线路系统中传送一样吗？如果将人体大大小小血管接成一条线，可以绕地球两周半，这是多么长的线路啊。如果没有输穴这个排罐站，气血又怎么能流通。

同样，如果将人体经络系统接成一条线，那也是一个天文数字。人体经气在漫长的十二经脉里不停地周而复始地流注，就像水在水管内流动、电在电线中传导一样，会因为管压降、电压降现象而出现流动、传导的衰减。

借助水电的现象来比对人体的心血管系统和经络系统的现象，虽然有点勉强，但毕竟有助于我们对人体自身的两大现象的理解。在人体的血循环系统内流动的血，不正如供水系统内流动的水一样吗？在经络系统中流注的能量之气，不正如电线中流动的电一样吗？

当我们将一根金属棒靠近桌面上的一摊磁铁屑末时，那些杂乱无章的铁屑立刻会变得有序化起来。这现象说明，将金属棒置入磁场内，会起到一种使磁场有序化的调整作用。

事实上，人体正是一个含有丰富信息和复杂机制的电磁场生物体，尤其在经络穴位上的电磁场会比身体的其他部位更强一些。当银针刺入穴位中的时候，其物理的实质意义就等于是将一根金属棒置入电磁场的轴心。所以，针灸的作用机理首先是调整人体能场。可见，中医针灸疗法是非常超前的医学技术。

六、中医的不足曾被人误解

汉族是中国最大的民族，所以中医也是我国使用最广的医学。由于侨胞身处海外，所以他们多数都将中医亲切地叫作汉医，但这只是海外侨胞的口头称谓，我们国内的人还都规范地称为中医！

而且，"中医"二字是一个整体概念，切不可将"中医"二字拆解开来解释。若将"中医"二字拆解了，"中"字就会将解释为"中国"，"医"字会被解释为"医学"或"医药学"，那中医概念就被人解释成"中医学"或"中国医药学"了。

世界上有不少巧合的事，本人就听到过这种不正确的解释。有位学者曾在某课堂上对学生说："中医是人们口头中的称谓，其实中医就是中医学，也就是中国医药学。"这种解说实在荒唐，因为中医、中医学、中国医药学是三种不能等同的概念。中医学仅是中医现代教材中的一门学科，怎能等同于中医这个大概念呢？而中国医药学包含有藏医、蒙医、苗医、瑶医、傣医、满医、壮医、回医等各民族的医学，这与中医和中医学两概念又怎能等同呢？何况，中医既是中国汉族的医学，也是人们对医师的口头称谓，如张三告诉李四："这位医生是我们这里有名的老中医。"

试想，在上下几千年的历史长河中，中国的疆界是固定不变的吗？不，一直都是变化的，有的朝代疆界大，有的朝代疆界小，如果中医等同于中国医药学，那中医的内涵和外延不是也跟着时代而变换了吗？可见，"中医"一词不等同于中医学和中国医药学。当然，此类遗憾解说还只是个别学者的概念理解失误，而在近代历史中，还有过不少全盘否定中医的事件，如慈禧太后就禁止过中医。

1929 年汪精卫也提出过"取缔中医案"，结果引起社会一片怨声，当时北京"四大名医"中的两位——施今墨和孔伯华等组织华北中医请愿团，联合各省中医到南京请愿，并向汪精卫严正提出：找十二个病人，你们先挑六个，用西医治，剩下的六个病人交给中医治，如果我们输了，再谈取缔中医的事。孔伯华和施今墨分到了六位分别患有高热、咳喘等症的病人。结果，中医治疗的效果十分显著，病人迅速恢复了健康。

恰在此时，汪精卫的岳母身患恶性痢疾，每天腹泻十几次，当时著名的西医请遍了，都没有什么效果。此时，有人向汪精卫推荐施今墨先生，刚开始汪精卫怎么也不同意，并说："我现在正在提议取缔中医呢，怎么能让中医来看病？"但看到奄奄一息的岳母，汪精卫想不出别的办法，后来只好请施先生来诊治。施先生只把了一下脉，便找到了病因，说到症状时，每言必中，使汪精卫的岳母心悦诚服。施先生当即为她开了十天的汤药，汪精卫的岳母随后问道："先生何时再来复诊？"施今墨告诉她："您就安心服药，三天后痢疾就会停止，五天后胃口就会好转，十天后您就痊愈了，不必复诊。"最初汪精卫和岳母都半信半疑，可病情如同施先生说的一样，渐渐好转，十天后还真的就痊愈了。汪精卫终于相信了中医的神奇，再也不提取缔中医的事情了。

有意思的是，有一位地地道道的美国中医，前段时间前来拜访河南中医学院第一附属医院的李俊涛主治医师。在交流中，李医师对他谈起一些人反对中医的议论，这位洋中医却说得很有意思："别——管——他们，他们不懂中医！"这位洋中医还接着告诉李俊涛医师说，中医在美国越来越受欢迎，有的中医诊所每天要接待两千多名患者，其中 90% 是白人。美国人每年要花费六十亿美元来购买中药，全美有中草药专营公司四百余家，中医诊所上万家。

是的，中医是中国代表性的医学，是中华多民族国家的医学领头羊，是飘扬在黄河流域广阔大地上的医学旗帜！其经典著作有《黄帝内经》《难经》《伤寒杂病论》《神农本草经》《金匮要略》《温病条辨》等。在几千年的传承中，中医是精深完善的传统学术，对中国各民族的医学（包括藏医、蒙医、苗医、瑶医、傣医、满医、壮医、回医等）都产生过渗透、交流和传扬的作用。

七、中医的经穴有领会问题

众所周知，人体的经络是看不见的，而经络图、人体模型和教科书上的经络画却都是看得见的，将看不见的经络，变成看得见的经络，不能不说是一个伟大的创造发明和贡献。如果没有这些东西，我们今天的医生怎么可能学会并掌握这些东西呢？但是，将看不见的东西变成看得见的东西，这里头也有不少问题，却很少有人去想。

首先，画出来的经络线，肯定是画在人体表面上的，可深藏在人体组织内部的经络，其深浅不是固定不变的，有的地方深，有的地方浅，其复杂性可以说是变化多端的。

其次，人类绘图的技术虽然相当多，如平面图、解剖图、原理图、示意图、气氛图、线路图、安装图、制作图等等，但绝对都没有办法准确绘制出人体经络图的。

人体经络图，包括针灸模型上的经络线和教科书上的经络图案，都只是提供人们参考用的图，绝不是真实的经络。经络是如此，穴位当然也不例外，仅仅是提供人参考的。这么一来，问题就来了，我们当如何才能掌握好它呢？

在此，本人可以告诉大家一些自己的经验，试述如下。

（一）不可"按图索骥"

经络图和人体模型所画的人形，都是科学假定的标准人形，经络图和人体模型所画的经络，只是画在表面经络示意图。可临床遇到的实际人体结构和真实的经络分布，却是千差万别的，所以切不可按经络图和人体模型来理解经络分布，也不要以这些东西为教条来讲解或传授，更不可在临床中"按图索骥"地进行取穴扎针。作为一个针灸临床医生，面对具体的病人，在参考经络图或人体模型的经络分布时，更要从病人的整体状况来把握个体的经络状况和穴位。

（二）不可"依样画葫芦"

人体有男女、高矮、胖瘦、厚薄、大小、长幼、粗嫩、强弱等多方面的区别，如男女有胸臀的不同，男人的胸部比女人宽，而女人的胸部比男人窄，但却比男人的娇嫩、高隆和复杂，因为女人有为哺乳而预备的一对美观又动人的乳房；还有臀部，大多数男人的臀部都比较发达、健壮，臀中还有一个大陷窝，可女人的臀部就不是这样的，女人的臀部不仅比男人大，且多数都是丰圆的。何况，同样是男人或女人，其胸部和臀部也还有千差万别，就是整个躯体也都有着明显的不同，所以男女的经络穴位也不可能是一样的，其经络穴位岂可"依样画葫芦"呢？

（三）不可"不知深浅轻重"

人有高矮的区别，许多人认为高矮的不同只是两条腿的长短不同，如果粗略地看，这话没有什么不对，但人体的经络穴位是极其"精密"的构造系统，岂能粗略地看呢？高人骨骼多粗长，其肌腱、韧带、穴道也相对长且大，其经络的同身寸当然就要相对的长一些；而矮人骨骼多细短，其肌腱、韧带也相对会短一些，其经络的同身寸当然也就要短才行。不仅如此，由于高矮的不同，其皮肤、肌腱、韧带的特性也会有所不同，因此取穴扎针的深浅轻重也当要有所区别。

八、中医常用的名词莫搬弄

中医某些常用的名词，经常会被庸医当成"万应油"搬用，如"阴阳失调""不通则痛"等。因此，面对患者的提问，中医的理论概念，也当在可能的情况下，耐心地对患者阐释。因西医的概念是科学理性的，中医的概念是抽象高深的，如不通则痛、阴阳失调、扶正祛邪、活血化瘀、疏经通络等等，都是中医高深而抽象的理论，可如果这些概念都成了口头的"万应油"，那其作用就适得其反了。下面简略地试说三句吧。

第一句是"阴阳失调"。《中医基础理论》在关于治则的章节中说："调整阴阳是中医治疗疾病的根本法则。"可见，"阴阳失调"这句术语，是中医病理的概括解说，但这往往也成了某些医者搪塞患者的"虚词"。如病人问："我患的是啥毛病？"医生答："阴阳失调。"病人再问："咋会得这种毛病呢？"医生答："阴阳失调啊。"呵，你说他错吗？一点不错，但等于什么也没说，其实他什么也不知道。因为调整阴阳，扶正驱邪是中医常用的理论，所以阴阳失调是医家常用的口语，而很好笑的是，这些口语也常成为庸医的口头禅。

第二句是"不通则痛"。不通则痛也常成为庸医的套词。我们经常可以听到病人问医生："我这病怎么会这么痛呀？"那医生就会很简单地回答说："痛则不通，不通则痛嘛，这也不懂吗？"是的，还挺高深的呢，因为"不通则痛"的确是中医的高明论调。

第三句是"医者意也"。有些病人因经常看病，对医学比较感兴趣，所以在门诊中，经常会问医生一些医学词语，此时，有的医生会回答病人说："医者，意也。"病人听后会问"什么意思？"那医生会解释说："因为中医是一门只可意会不能言传的学术。"这样解释其实是不着边际的。如果中医只可意会不能言传，那就是唬弄人的。"医者意也"的高深含意，本书已在第二章阐述过，有兴趣者可再阅前文。

此外，中医技法也经常有被搬弄的问题。针灸进针手法的好坏，关系到治疗效果的好坏，这是业内人都知道的，但是，任凭古今高手为此写了不少文字，可进针手法靠的是手感，是体验性的技术，光靠书本是很难学好的。而且有关针灸的进针手法，不仅有专业书籍记载，也有师徒间传授。

书本记载的手法非常多，大多手法都很好，但也有个别人理解文字会故弄玄虚。师徒传授的手法一般不会复杂，但也有个别"大师"在电视镜头前会搞花哨表演。面对这些故弄玄虚与花哨表演，后学者切莫产生误会，致使望而生畏。

讲究针灸的进针手法，乃是治疗获得好效果的技艺，切不可为了取悦他人视觉而故作花哨，何况任何手法，在应用时都得考虑病人是否都能承受得了。针灸的手法不是越复杂越好，除了患者疗效的需要，恰恰是越简单越好。

九、中医号脉的独到与问题

诊断疾病，中医有望、闻、问、切四种方法，号脉只是切诊中的一小部分内容，临证本不宜独用，应当四诊合参才行。但是，中医的脉诊很有独到之处，也是中医的一大特色，加上病患者喜欢测试医师的功底和古代有"男女授受不亲"的原因，所以后来号脉变成中医诊断疾病最风行的方法。优秀的中医医生，根据患者脉象的浮、沉、迟、数来诊断疾病，不仅可以诊断疾病，还可以发现现代医学手段和仪器诊查不出的问题。但是，脉理毕竟是较难学习和掌握的一门高深功夫。

事实上，有不少医生的号脉都是装模作样的表演，他们根本就不懂得号脉，这样的号脉当然是号不出什么毛病的。就是懂得号脉的医生，如果在号脉的时候不够专心，也是号不准的。相信许多病人都曾有过啼笑皆非的号脉感受。

何况，脉象高手虽能号出不少毛病，但面对复杂的疾病，有时只能做粗略的分析，难以做出精确的判断，例如通过弦数脉象，能知道是肝病，但却不能判别是甲肝还是乙肝，当然如果懂得结合望诊又另作别论。同理，通过弦涩脉象，能知道是胆病，但却难判定是胆结石还是胆息肉。其实号脉只是切诊中的一小招，因为切诊还可以对患体的有关部位进行按、压、触、摸，要想取得满意的诊断，还是要四诊合参才好。

《难经·六十一难》说："望而知之谓之神，闻而知之谓之圣，问而知之谓之工，切而知之谓之巧。"原来，号脉只是中医搜集获取疾病数据四诊中的最后一小巧技而已，而望诊才是最神奇的。所以，作为医生，不该将号脉搞得神秘兮兮的，至于病家，也千万不能以试探医生的脉象功夫，来判断其医术的高低。何况，中医的切诊不仅仅是号脉，其腹肋、脘腹、脐周、小肚的按压也是切诊，摸骨、触肌、脊检、寻穴也是切诊，号脉只是切诊中的小小招数而已，且是四诊中的最后招式。

对于"望而知之谓之神"的论述，多数人都以为是古人夸张写的。本人原来也以为是古人的夸张论述，但在 20 世纪 90 年代的诊疗过程中，因有两位特殊的病患者经我治愈后，在他们称谢的阐述中，向我诉说了高明医生为他们望诊的神奇经历，我才明白了中医"望而知之谓之神"的记载。

当然，中医除了要刻苦学习传统理论外，也要努力学习现代医学的基本知识，否则就难以跟上时代科学。所以，学医得先学做人，无论是什么学科的医生，首先得懂得尊重每一个生命。

中医存在的问题还有不少，如宏观有余，微观不足。须知抽象的理论有利有弊，面对现代科学，要刻苦学习才能不断提升。

十、中医发展的困难与问题

2014 年，网络上有一篇文章指出了中医发展的困难与问题，并认为中医学基本理论体系结构和其他科学理论一样，不是极限真理，其认识成果由于历史的局限性，不可避免地存在着许多自身的不足。因此，实践经验上升到理论之后，仍需接受实践的检验，只有不断实践，不断修正、补充和完善，才能实现自身发展。

确实，西医是伴随着现代科学技术发展的，而中医相对而言在现代科学技术方面较为落后。虽然中医在宏观辨证角度的优势是西医值得学习之处，但中医在微观指标纳入方面必须学习西医之长，二者要相互渗透，相互借鉴。

中医应该切实增强发展的意识和责任，在自觉发展中医药事业的同时，还应该做到，外既不落后于世界健康医学之趋势，内又不失中医学固有之血脉，博采古今众长，继承创新推进我国卫生事业，更好地彰显"中国式"特色优势。

李克强总理在十二届全国人大二次会议上所做的政府工作报告中提出了"为了人民的身心健康和家庭幸福，我们一定要坚定不移地推进医改，用中国式办法解决好这个世界性难题。"对此，国家中医药管理局局长王国强在两会专访中明确回应：中国式办法离不开中医药。思路决定出路，在两种医学走近、融合的背景下，我们现代中医人为更好地发挥中国式办法的作用，该如何发展中医呢？问得好。

有人认为，中医学要从其底蕴——中国传统文化之精魂"和"中去思考其发展，我们不能不看到中医学发展存在的困难、问题，不能把国家对传统中医学的扶持理解为中医学已有突破性发展。我们要把现代科技手段、科技语言与传统中医学"和"起来，执着无悔，促其发展。根于"和"之事物，应是开放的、运动的、兼容的、发展的，而不是封闭的、静止的、排外的、保守的。

中医理论之基础——《黄帝内经》，在《素问·上古天真论》中所言"阴阳和，故能有子"，及《素问·六微旨大论》所言"夫物之生从于化，物之极由乎变，变化之相薄，成败之所由也，成败倚伏生乎动，动而不已则变作矣"，这两句中的"和"与"动"正是生动的体现。当然，两千多年前的传统理论，要想在短时间内从整体上使其得到突破性发展十分困难，也不现实，但对于我们后学者，应坚定信念，执着无悔，充分运用"和"之精魂，全面规划，统筹发展。一方面继承整理，在实践中进行经典引申，另一方面兼容新知，使之不断发展提高，以达与时俱进，提高疗效，造福人类。

但是，运用"和"之精魂，一定要具体问题具体分析，不可盲目相"和"。我们应该正确发扬"和"之精魂，树立科学的发展观，以人为本，古为今用，洋为中用，推陈致新，发展中医学新体系结构，为中医学的正确发展做出贡献。

回顾近百年来，以中华传统文化为根基，以临床实践为源泉，以经验总结、经典开发与兼容新知为途径，以提高疗效为方向之中医学，其基本理论体系结构和其他科学理论一样，不是极限真理，其认识成果由于历史的局限性，不可避免地存在着许多自身的不足，存在着一些和现代医学不相融合的方面，导致了中医药学在世界医学领域中并未受到足够的重视。目前，中医药学在大多数国家尚未得到法律上的承认，在医学领域中学术地位不高，甚至未被医务工作者和患者完全接受。这就限制了中医药学的发展，阻碍了中医药学走向世界。因此，实践经验上升到理论之后，仍需接受实践的检验，只有不断实践，不断修正、补充和完善，才能实现自身发展与生机勃勃、阔步前进的现代医学科学体系并驾齐驱，为人类做出更大的贡献。

自 20 世纪 60 年代以来，我国的医学科学与医学相关的科学工作者已经充分认识到，要发展中医学，除了通过临床实践，不断总结提高其治疗效果外，还必须结合临床，通过科学实验弄清其原理。几十年来，我国在针麻原理和经络感传现象、阴阳学说的物质基础、活血化瘀治疗方法的作用原理、有效成分的体内分布和中药归经等方面的研究取得了有益进展。所有这些，都充分说明，中医学不仅经得起临床实践的检验，而且以往由于历史条件的限制而未能被充分认识和揭示的科学原理，随着时间的推移、技术手段的发展、研究的日益深入，定能被逐渐揭示。

第十一章　中医面临的现代困境

一、现代中医的艰难处境

大家知道，中医和"易经"都讲阴阳五行，都是中国古老的传统文化。几千年来，中医对于人们的身心健康，有着不可磨灭的作用。而"易经"对于人们的心理状态，也有着不容忽视的影响，这是世人皆知的，但世人对二者的态度和要求却有着明显的不同。

记得曾有过这样一则笑话，有个学"易经"的学生向其"专家"讨教一个问题，学生问："老师，学算命与学中医，到底哪样容易？"

老师回答："当然是算命好学。"

"为什么呢？"学生想探个究竟。

"你想啊，学算命读的是《易经》，所谓易经嘛，就是易学之经，而中医读的是《难经》，既然会叫难经，当然是难念的嘛。"老师深有体会地答道。

这笑话值得我们思考，要不，怎么马路边经常有许多算命的蹲着呢？事实上，求算命的人，一般不会要求那搞算命的文化怎样，即使他文化不高，不也能把对象的命给算得活灵活现吗？可能搞算命的自己对易理还没弄通哩，可求算命的人却并不知晓，只要他能掐会算，就有人找他算命，如果那算命的还来点机关，那被算的还会对友人说"那先生可神啦"。就是算得不对头，那也没有人会怪他，也许是时辰报错了，或许是被算者故意隐瞒不承认。

可中医的境遇就大不一样了，只要你是中医，尽管好多人都说你医术高明，但总是有人会觉得中医是老土的，在找中医治病的同时，心里往往还揣着疑问，总觉得中医治病没有西药好得快。

所以有许多学子，好不容易才考进了中医学院，可不久就有了许多"激流勇退"的现象。更不可思议的是，还有不少都熬到了毕业，甚至都从事医学工作已经多年，却又莫名其妙地改行，何以会如此呢？当然是中医难啊。

中医难在哪里？难处有很多，有的难处还真不好说，但此处有两点可以说，一是中医的传统理论难，也就是高深的学问难以被今人理解；二是中国有相当多的现代人，已经不愿意接受中医了。

为什么现代会有很多人不接受中医了呢？这恐怕不能只怪病人没有眼光，答案还是要在现实社会中找。一方面，中医界在金钱浪潮的撞击下，学术界学风堪忧，后学不继，人才匮乏，一些本该师承的医术正在失传；另一方面，中医的理论高深难学，不仅理论学好学透难，要掌握好上乘的技术也难，如果想搞科研，因条件不足想出成果更是难上加难。

如今的中医，不仅学习难、掌握难、搞科研难，连被人接受都难了，不少人都觉得中医不行，觉得"用草根树皮治病，顶多对小毛病有点用，至于针灸穴位么，对慢性病能起些缓解作用，真得了重病大病还是得找西医打针、吊瓶、做手术才可靠些"。

可见，在现代社会意识中，中医的处境是十分艰难的。

二、什么原因影响中医发展

虽然西医的科学性和普效性已被世人公认，但中医的伟大历史作用和重要现实意义也不容否认，因两者各具优势，所以政府提出了"中西医并重"和中西医"长期并存，共同发展"的方针，并将"发展传统医药"写入了《宪法》。

不过，政府的方针和宪法精神并未得到很好贯彻，因具体的法律政策、行政管理、国家投资、临床效益、科研发展和医疗实践等各个方面，普遍重视西医轻视中医，所以中医的地位在不断下降，发展的道路面临困境。最令人感到困惑的是，中医在现实中还日益西医化，日益不像中医了，临床号脉只是做做样子，诊断方法是检查再检查，全身都检查，处方开药是西药加西药，另加中成药。

是什么阻碍了中医的发展，中国科技信息告诉我们，有六大原因造成了中医不"中"。文章观点难得，转载如下：

（一）中医后继乏人。据统计，全国中医医生1949年是27.6万人，到2002年还是27万余人，也就是说，53年人口增长是翻倍的，可中医没有增长。同期的西医医生是8.7万和157万人，增长了17倍。现全国共有医务工作人员520万人，中医药工作人员约50万人，不足1/10。尤其可怕的是，许多中医基本上不会用中医思路看病，只会看化验单。可见中医后继乏人。

（二）中医教育日益衰退。近些年中医教育严重西医化。语言上，外语要求不低，中文要求不高，古汉语训练缺乏，许多学生基本不看，也看不懂中医古籍。课程安排上，中西医课时几乎相等，而且西医理论学习要求不低，中医理论训练严重不足，甚至连经典的《黄帝内经》也不研读。在技能培养方面，西医实验不少，中医望闻问切等训练不多。毕业后，学生普遍不会用中医思维看病，多半转行西医，或名行中医实以西医为主。读研究生深造的，大都不是在中医理论及临床上提高，而是遵循西医教育方法，要求硕士做到细胞水平、博士做到分子水平才能毕业。不少中医硕士、博士不会用中医理论与技能临床看病，难以称为真正中医。

（三）否定师徒传承。师徒传承是我国中医人才培养的传统方式，几千年来造就了一批批中医大夫。中医的精髓和技能往往"只可心授、不可言传"，故自古师徒如父子，自当尽心传授。但现行医疗制度，基本否定师徒传承，使其无立足之地。纯正中医后继乏人，这已成中医发展的极严重问题。现在，解放前留下来的全国著名老中医已所剩无几，均已达耄耋之年。20世纪50年代，主要按传统方式培养的国内知名中医已为数不多，均已年逾古稀。后来按西医式教育培养的中医，真正在中医上有成就者甚少。据统计，全国名老中医目前已不足300人，基本能用中医思路看病的中医不过几万名。

我国不少师徒传承的民间中医，水平高、收费低、效果好，深受群众欢迎，但大都得不到正式承认。现行执业中医师考试制度要求考西医知识，民间医生大都因西医知识不足过不了考试关。现行行医执照制也限制正常民间行医，民间医生多因无法领到执照不能公开行医，若坚持行医即属非法。现行医疗执法监督制度阻碍正常民间行医。民间行医若出了哪怕是正常的事故，因无行医执照，即被提起诉讼，必受法律制裁。医疗制度的这些限制，迫使许多真正的民间医生只得地下行医、"非法"行医。但老百姓对民间中医的需求巨大，于是，三教九流混迹其中，良莠不齐，民间中医市场十分混乱。

（四）中医院变成二流西医院，中医已无真正的临床基地。目前全国有2800多家等级中医院，但没有一家是真正的传统中医医院，几乎都是中西医"结合"医院。查病，主要是西医仪器来检测与化验；断病，主要靠化验单数据来判定；处方，主要按西医思维与理论来开方；抓药，则是西药为主，中药并用，中西药互见；验效，主要也是西医仪器来检验治疗效果。据统计，2001年全国等级中医医院的药品收入中，中药只占40%，西药则占60%，甚至是三七开。可以说，目前多数中医院已经不姓"中"了，已不具真正中医临床基地性质了。究其原因，一方面，20世纪60年代后期以来培养的多数中医，已不大会望闻问切和辨证论治了，必须像西医一样借助仪器化验辨病。另一方面，医院为了生存，大量购买西药与医疗设备。西药进出价差大，检测化验收费高，医生创收、医院盈利、医院评等级均要它。中医药虽然简便廉验，若靠它收费，医院难以存活，医生只有受穷。

（五）以西医标准评判中医，贬低甚至否认中医成果。中西医本是两个不同的理论和实践体系，各自有一套临床方法与评判标准，两者基本无法兼容。但在现行医疗理念与制度下，中医的诊病、治病与验效，新中药的开发、评审与推广，基本采用西医标准来判定。贬低甚至根本就不承认中医临床"实践标准"，中医疗效和科研成果必须经西医或按西医方法认可，这在医学界早已司空见惯、习以为常了。

早的如1956年石家庄用中医治疗乙脑，疗效奇佳，且无后遗症，但卫生部不予承认。著名中医大夫蒲辅周一人成功治疗乙脑167人，卫生部门却以其使用了98组中药处方，不具统计学意义，不承认其疗效。近的如广州采用中医药治疗SARS，效果显著，但开始一段时间得不到承认。中医认为SARS是一种温病，有法对治，但要经过多方呼吁后才让介入治疗。西医认为SARS是全新疾病，无治疗先例，无可用中药物，所以西医一开始就全面进入治疗过程。

一些对温病确有疗效的中医药方剂，必须经过白鼠实验证明能够"杀死"SARS病毒，才允许进入临床。西医明知抗生素等西药既杀不死 SARS 病毒，且副作用极大，却无须讨论即可大剂量试验。

（六）片面理解中药现代化。从中药现代化多年实践来看，基本思路是按西医科研途径，主要采取数量化、客观化办法，通过动物实验与数据统计，搞清中药的化学成分，提取有效物质，制成类似西药的专治"某种病"的"新型中药"。采用这种方法，若是借以从中药中开发出新西药，无可非议；但若将其作为中药现代化的主要甚至唯一途径，其结果不是中药现代化，而是中药的西药化。

如被称为中药现代化"王牌"成果的"青蒿素"，虽提取自中药青蒿，但提取出的"青蒿素"已不具备中药的药性，不能参与中药处方的配伍，已不再是中药，属西药范畴。又如，1992 年比利时一诊所开出减肥"中药""苗条丸"，患者服用一年多，一半人出现严重肾病，经研究发现是药中所含马兜铃酸成分所致。这被西方舆论大肆宣扬为所谓中药"马兜铃酸肾病"事件，使中药形象大为受损。其实，这是中药成分化并将中药当作保健食品长期食用的结果，它恰恰违背了中医辨证论治的根本要求。

按照目前中药现代化的片面做法，根本不可能开发出像六味地黄丸那样的名方成药来。六味地黄丸并非专为治疗某一种疾病而设，可治之病达 400 多种，但须在中医理论指导下，针对肾阴虚证型辨证施治才有效。中药现代化走简单模仿西药研制道路，导致中药研究日益脱离自身理体系，使中药科研走向异化。其结果，中药不仅赶不上西药，而且将重蹈日本"废医存药"覆辙。日本已废除中医，中药由西医视病使用，疗效普遍很差。

三、切莫妄自菲薄制约发展

中医药陷入困境，既有观念问题，也有制度问题，还有中医自身问题。但必须提请中医同行注意的是，我们自己不要怀疑中医药的科学性。

在现实的现代社会中，大多数人已经普遍轻视中医。因西医随枪炮进入中国后，不少国人以民族虚无主义态度对待中医文化，贬低、怀疑甚至否定中医。

清末维新运动时，就有人开始否定中医，国民党政府曾两次要消灭中医。中华人民共和国成立后，中央卫生部王斌等提出，中医是封建医，应随封建社会的消灭而消灭。领袖毛泽东对此进行了批评，撤了两位副部长的职，指出"中国医药学是一个伟大的宝库"。尽管国内再无人敢公开否定中医，但50多年来，中医始终处于被质疑、被验证、被改造的境地。一些怀疑中医的权威人士，总是借"中西医结合""中医药科学化现代化"之名，试图将中医"提高"到西医水平。

对东方文化颇有研究的德国慕尼黑大学东亚系波克特教授，早在20世纪80年代就指出："中医药在中国至今没有受到文化上的虔诚对待，没有确定其科学传统地位而进行认识论的研究和合理的科学探讨，没有从对人类的福利出发给予人道主义的关注，所受到的是教条式的轻视和文化摧残。这样做的不是外人，而是中国的医务人员。他们不承认在中国本土上的宝藏，为了追求时髦，用西方的术语胡乱消灭和模糊中医的信息。"

有人认为，两法一条例也阻碍了中医药的发展。虽然"发展传统医学"被庄严地写进《宪法》，但在一些具体法律法规和医疗管理制度上，一直在歧视、歪曲和限制中医药。《执业医师法》规定，须有4年以上医学院校学历方能参加资格考试，且考试内容近一半是西医知识。如此一来，导致学徒出身、未受过正规西医教育的民间中医拿不到行医资格。临床自制丸散膏丹是中医师的一项基本技能，民间秘方均是自制药，但《药品管理法》严格限制使用自制配药，否则，将以非法制售药物之名受到制裁。难得的是，正在起草的医疗机构制剂审批管理办法规定："医疗机构的制剂可以在指定的医疗机构之间调剂使用"，但"中药制剂一般不得调剂使用"。此外，《中医药管理条例》也在诸多方面限制了中医药发展。

还有，中医界的自身问题也是不容忽视的，比较突出的是，中医界在许多方面丢失传统、自贬身价、屈就西医。如何看待这一问题呢？

一是中医传统文化继承严重不足。中医理论博大精深，发展中医药首先是要学习与继承，否则就成无源之水。但几十年来，不仅业外人士轻视中医文化，中医界自身也不重视中医基础理论的学习与掌握。除极少数知名中医有较厚实的中医文化功底外，大多数中医的中医文化基础严重不足。

二是中医研究被动模仿西医模式。在中医界，不少人用西医理论来修正中医理论，以为这就是创新；用植物化学方法研究中药，以为就是中药现代化；用西医理化统计指标来衡量中医临床效果，以为就是规范化。正因如此，我国中医重大理论与药方研究没有多大进展。

三是中医医院严重西化。我国中医院基本上全是中西医"结合"医院，从看病诊断、处方用药、住院治疗到疗效检验，都是以西医为主。

因受现实利益驱使，人们现在往往看重西医，看轻中医。不过，中医虽然与占领市场份额和追求利润现代化的市场经济要求不相符合，但中医的伟大前景，依然代表着未来医学的方向。

四、当尊重国情振兴中医

为充分保障 13 亿人民生命健康，努力发展中医是一个非常重要的目标。我国是几千年历史的农业大国，农民户口还有 9 亿之多，虽然医保发展已经相当普遍，但无缘享受国家公共卫生保障的乡下农民还不少，可见目标与现实的差距还非常之大。解决的途径，或学习西方，继续在中国建立西式医疗卫生保健体系，但实践表明此路难以持续走下去，只有从中国实际出发，充分发挥中医药"简便廉验"的比较优势，逐步建立起真正中国特色的医疗卫生保健体系，这才是可持续的发展道路。

有一位专家说得好，中国根本不可能走西方医疗保障模式道路。虽然西方医学成就之伟大不言而喻，但西医费用之昂贵也有目共睹。西医越现代化，投资就越大，收费就越高，政府和百姓就越难承受。十多年来，发达国家卫生保健体系普遍发生了支付危机。20 世纪 80 年代以来，美国医疗费用逐年大幅上升，2000 年医疗卫生支出总额达 1.3 万亿美元，占 GDP 的 13%，占全球医疗卫生支出总额的 43%。即使如此，美国仍有 15% 的人口享受不到基本医疗卫生保障。

不仅如此，美国虽然拥有世界最发达的医学和最健全的医疗体系，却根本无法解决西医的两个重大局限。一是高误诊率、西药滥用、西药毒副作用和耐药性问题。美国疾病控制和预防中心估计，美国 50% 以上的抗生素使用不当，正在导致严重的公众健康危机。美国每年有 100 万住院病人因药物不良反应而受害，其中 18 万人死亡，是车祸死亡人数的 4 倍。二是西医解决不了慢性病、老年病及大量疑难杂症，而这些病证占人类疾病的 70%。面对现实，美国等西方国家一方面着手改革现行卫生保障体系，以降低成本，扩大公民受益范围。另一方面，重新审视西医发展方向，逐步用生物－社会－心理医学模式替代传统的生物医学模式。在这种背景下，过去被否认和禁止的针灸、中医等传统医学方法，开始得到承认和重视，被逐步纳入西方各国医疗卫生保障体系。

我国若继续走西医为主道路，面临的最大问题是：没有能力支付日益增大的医疗卫生成本。我国卫生费用既不可能达到美国 1.3 万亿美元的水平（超过我国 2001 年的 GDP 总额），也不可能达到其占 GDP13% 的水平。这需要 1.25 万亿元人民币，2001 年实际为 5150 亿元，占 GDP 的 5.3%，相差约 60%。从网络查阅得知，中国卫生总费用中政府支出的比例不到 40%，是世界最低的国家之一，而发达国家是 70% 以上，发展中国家也达 60%。再有，中国医疗价格上涨之快十分惊人，已成为严重的社会问题。据统计，20 世纪 90 年代，我国综合医院门诊医疗费用每年递增 20%，而住院病人住院费用每年递增 17% 以上，成倍地高于 GDP 和居民收入增长速度。从国情国力角度来看，我国不应也根本不可能采用西方医疗卫生保障模式。

同时，西医的局限性在中国也有同样表现，许多方面有过之而无不及。据统计，1999 年我国西医临床诊断误诊率达 27.8%，其中恶性肿瘤误诊率 40% 以上。我国抗生素占西药消费总量的 31%，住院患者抗生素使用率高达 80%，可世界平均使用率仅为 30%。世界卫生组织 2000 年对 191 个国家和地区的医疗卫生保障公平性进行了评价，中国被排在倒数第 4 位，为世界最不公平国家之一。世界银行统计，2000 年中国人均卫生经费仅为世界平均水平的 1/20，排在最落后国家之列。中国卫生总费用中，政府与个人负担比例是 39.4 ∶ 60.6，世界平均是 61.8 ∶ 38.2，最不发达国家是 59.3 ∶ 40.7。为此，中国受到了国际社会的强烈批评。

若与上述的西医局限性相比，我们中医药学却有明显的优势。几千年来，中医药发展形成了一套现实与超前兼具、普济与深入兼备、以"简便廉验"为特点的医疗卫生办法与经验，且中医代表了未来医学发展方向，只要认真加以学习、继承和发展，完全可以在当今社会发扬光大，真正与西医并驾齐驱。

中医在医疗防治方面的作用是巨大的。从始于战国成于西汉的《黄帝内经》，到东汉张仲景的《伤寒论》，再到明清吴又可、叶天士的温病说，中医制服了一次次瘟疫，挽救了无数人的生命。近几十年，中医药对一些重大传染病的防治作用也十分显著。1956 年石家庄流行乙型脑炎，师仲景法用白虎汤，疗效超过世界水平。1958 年广州流行乙型脑炎，邓铁涛教授当年参与救治，统计中医之疗效达 90%，且无后遗症。1990 年，美国疾病控制预防中心对 1988 年上海以中医药为主治疗乙肝重叠甲肝，与 1983—1988 年美国本土以西医药治疗同类疾病的死亡率进行了统计对比，中美死亡率比例为 1 ：234。抗击 SARS，中医药作用得到了国内外医学界的高度评价。

正是因为中医有适合国情的优势，所以相当大部分的中国人仍然钟情于中医。尽管中医机构和力量远小于西医，但我国每年的中医门诊量仍占全国医院门诊总量的四分之一，而民间诊所更是高达 63%。

中国需要建立适合国情的新型医疗卫生保障体系。20 世纪 70 年代，我国以世界 1% 的卫生费用，使公共卫生体系的人口覆盖率达 85%，创造了发展中国家的奇迹，受到了世界高度赞扬。其基本原因是，中医药学和中医为主、中西医并举的农村合作医疗发挥了重大作用。

要全面振兴中医药，必须重建中医药重大战略地位，以"预防为主，城市中西医并重，农村以中医药为主、中西医并行"为基本框架，是建立中国特色新型医疗卫生保健体系的最佳选择。

解决中医药的人才问题，最根本的办法是真正按中医药的自身规律特点培养人才，必须办真正的中医药院校。招生考试，应有严格的古汉语等传统文化知识要求；课程设置，以中医理论和经典为主；临床培训，以望闻问切技能的掌握为主；研究生深造，当以深研中医经典名著，继承和熟练掌握某方面中医传统技能为主。只有如此，学生毕业时，才具有真正的中医思维，掌握真正的中医技能，成为真正的中医师。

此外，承认师徒传承培养方式，使有真本事的民间中医公开化、正常化、合法化。同时，必须改革中医药教育体制和人才评价制度，改革中医药师资格审查制度，增加财政对中医药教育的投入，为造就千百万中医药人才创造体制和物质条件。

五、时代铜臭对中医的影响

近20年来，有许多学子好不容易才考进了中医学院，可不久就有了许多"激流勇退"的人，最不可思议的是，有不少熬到了毕业当了医生，从事几年后又改行了。

为什么会这样？因有一些家长，起先以为学成中医就好赚大钱，于是让孩子报考了中医学院，后来知道中医不容易，赚钱难，还没毕业就纷纷另找门路，改行。最让人痛心的是，已经当了中医的人才，被世俗铜臭一熏，也先后不同程度地产生了"悟性"，不是改行，就是纷纷"与时俱进"地开起了药店，并美其名曰：中、西医结合。当然，会开西药也会开中药的中医，毕竟还没有把中药全部忘光。由于中医队伍中有这种现象，又怎能怪患者对中医的信心越来越小。如此，怎不使中医陷入尴尬？不论是从病人的角度看，还是从医家的角度看，大家都无不感叹。现在的好中医确实太少了，有人认为与中医没有师承的现象有关。

网上有一篇名为《铜臭味儿十足的现代医学师承》的文章，该文的提示为大家指出：师承，顾名思义，为拜师、继承之义，是通过师带徒形式培养和造就人才的一种教育模式。师承不局限于传统医学领域，但在该领域中的作用尤为明显。徒弟通过数载甚至数十载与老师的朝夕相处，学习老师的医学思想、诊疗方法、用药习惯等，并通过大量临床实践，不断积累、总结、整合，形成自身的医学体系。古往今来，因师承而技艺精湛、有所建树的传统医学巨擘不胜枚举。也正是由于有了这种教育模式，才使得我国传统医学精粹得以留存，从而推动传统医学事业数千年来长盛不衰，但是现代医学的"师承"已经铜臭味儿十足了。

在现实生活环境中，人的身体难免会发生疾病。人体的生理机制若不能正常按照规律运转，时间一久，其平衡就会被破坏，疾病就会由此产生。要治疗修复这种疾病状态，就要进行对症下药，或抑强补弱，或疏通经络，或调节阴阳。

中医是科学，科学是一种实事求是、客观研究的学科。中医有自己的特性，是有严密逻辑而又独特的系统理论和有效实践。若不符合中医特性的所谓"中医"，仍是伪中医。但可惜的是，从上一世纪西医的兴盛开始，中医的队伍优势逐渐减弱，尤其是现代，不仅伪中医增多，而且中医界也经常有人漏洞百出。

最不可思议的是，救死扶伤本是医家的主旨，可改革后，作为人民大众求治疾病的主体医疗机构——大医院，为了钱可以不顾救死扶伤的医学主旨，只要发现病人的钱袋已干，插在血管中的吊瓶还没有输完就立即拔掉。哦，在我们这个文明的大国里，整个医学界都被铜臭熏得变了味，真不知已经陷落在困境中的中医界，不沾染铜臭的医生能有几多？

六、中医的问题要自我克服

中医理论是几千年前发展出来的，在古老的时代局限下，阴阳五行学说应该是了不起的，但几千年前的理论不需要发展和提高吗？

西医理论才出现一百多年，但西医理论的进化速度是令人瞠目结舌的，现代人几乎都有切身的感受和体会。西医的医学教科书，几乎几年就会有大幅度的修改，十几年前的教科书内容，现在很多都发生了改变，这种现象当医生的人都明白。如今西医医生和 IT 类专业人员的感受一样，其知识更新速度是最快的。

现在有识之士大多认为中医的学业靠学校教育用处不大，依然需要师徒传承的关系和长时间的培养才好，因为中医学术没有量化指标，诊疗大多还依靠人体感官的诊查和经验的积累。西医临诊不需要长时间的积累，可以用现代技术手段弥补，如透视、B 超、CT、磁共振和理化分析检查等等，科学设备和人的感官是不一样的，设备检查结果是标准化的，不存在感官差异，可以给任何一个医生拿去了解病情。而且，西医医生自己不需要学习如何操作这些设备，他们只需要学习如何分析检查结果就可以了，可中医却依然需要自己把脉开药。

当然我们中医从医者也当知道，中医的衰退其实不是始于今天，早在20世纪的上半叶，鲁迅先生就说过一句话："中医不过是一种有意或无意的骗子。"为什么鲁迅会这么评价中医呢？因为鲁迅的父亲得病，请了当地最有名的中医治疗，那名医专开一些古里古怪的药物，什么"经霜三年的甘蔗""原对的蟋蟀""结子的平地木"等等。幼年的鲁迅，经常替父亲拿着这种药方去抓药，结果是父亲的病越来越重，直至撒手西去，就是因为这样，留在鲁迅心中的中医印象犹如骗子。

是啊，在中医的队伍中，确实有一些庸医的行径犹如骗子！尤其是医学经济改革以来，社会上还真有许多冒充的假医生呢，但"骗子"的现象又何止只是中医界？在西医的领域中也一样存在。可见"骗子"现象乃是社会问题，并不单属于医学问题，鲁迅先生的情绪是可以理解的，但他的这一观点是无知和偏见。

其实，优秀的人才总是难得，中医也不可能所有的从业人员都是精英，何况中医是一门学问精深的行业，数千年来，流传于世的名医毕竟还是很多的。在20世纪70年代，福州还出现过神奇的游医，这是本人经治的两位患者所述说的经历（可参见意针疗法病案）。

当然，如今已是现代医学发达的时代，若将好的中医与现代医学相比，那好中医毕竟少得多了。但是，流传千古的中医长处，依然有现代医学无法突破的地方，所以我们面对中医的问题，既要承认，也要努力克服。

第十二章　中医面对的现实状况

一、需知时代对中医的冷落

用红十字体现救死扶伤的现代医学，在世界各民族医学精英的共同努力下，经过一个多世纪的探索应用和发展，如今已达到令人惊喜的成就。

但在惊喜之余也当反思，现代医学的历史才有百来年，难道在数千年的历史中，其他医学都没有成就吗？人类都没有过大病和重病吗？不！在历史长河中，世界各地都有过许多可怕的疾病，世界各民族也都有自己传统的医学。

我们中国的中医，就是治百病、治大病、治未病的医学。对中医有兴趣者，只要重温"医古文"，就能找到"扁鹊见齐桓公"和"救虢国太子"的典故；只要打开《伤寒杂病论》《肘后救卒方》《千金方》《外台秘要》等医籍，都能看到无数重大疾病的记载。事实上，历史中许多凶猛的传染性疾病，都是靠中医中药救治的。清朝时期的瘟疫就是一个大见证，其《瘟症论治》一书，就是清朝名医叶天士研究并攻克瘟疫的著述。

那传承千古的中医针灸疗法，也是一面救死扶伤的旗帜。本人在数十年的银针救治生涯中，经手治愈的大病案例也很多，如：心绞痛、绞肠痧、中暑着痧昏迷、吐泻危症、肝硬化腹水后期、急性肾衰竭、妇科崩漏、严重乳腺增生、重度痛风疼痛、股阴部烫伤、胃十二指肠出血、无菌性股骨头坏死、食物中毒、脑中风瘫痪、糖尿病晚期重症、外伤性颅脑枕骨骨折血肿危症、慢性酒精中毒瘫痪、腰椎间盘突出伴骨裂瘫痪、无证候胸脊柱断裂、重症脊柱炎、外伤性胸椎压缩性骨折、重度类风湿大关节畸形粘连、肩周炎严重粘连、膝关节严重增生畸形不能行走、女子疝气、妇女不孕症、男性性功能障碍、癫狂、多发性肿瘤、带状疱疹、白癫风、烂脚臁等等。重症孩童经打针、吃药、吊瓶治疗还高热不退，转来我处施治当场热退，次日康复的病案也不少。

20世纪，中医针灸疗法通过各种渠道传向世界，该学术甚至成为某些国家热门研究的课题。当针灸不断被科学实验证实的过程中，中药的疗效也逐渐被世界许多人民认可并接受。

但是，令人遗憾的是，正当世界人士越来越喜爱并接受中医时，我们自己国家的时代人却陶醉于现代医学，越来越冷落中医、小瞧中医了，觉得中医只是经验医学，只能治小病和慢性病，不能治疗急性病和大病，就连专业队伍里也有持这种观点的人。当然，还热爱中医以及不会忘怀中医的人士也大有人在，于是，否定与肯定的争辩话语也经常出现。下面这些话语就是网上搜集的信息。

热爱中医的人士认为，中医传承几千年，其文化内涵不是想取代就取代的，现在有不少西方国家的人反倒要到中国来寻求中医治疗，这说明了西医的弊端已经显现，未来应该是中医越来越盛行的时候。所以，要中医就要绝对地相信中医！

持反对意见的人认为，中医的历史太长了，一时半会儿还死不了，但中药材的组成部分太可怕了，有的是世间珍稀的动植物。您说能让中医肆无忌惮地开方子吗？就目前来讲，治病还可看中医，但救命一定要看西医。

不忘怀中医的人认为，中医是从活人死人身上研究的医学，而且到现在都有几千年的历史了，所以考虑问题会合理全面。西医是通过解剖死人来研究的医学，而且近代医学到现在还没有多久，依靠的是科技，治病看数据，所以出现疑难杂症，大多数医生就说没办法治，要不就是要再检查，可有些病人就受不了了。

感情激烈的人士认为，中医是流传几千年的看病方法，西医是通过现代设备来确诊的医学，所以简单一点说，外科找西医，内科找中医。如断胳膊、断腿等属于西医外科；心脏病、糖尿病、尿毒症、癌症等属于内科。目前最新的研究和实践证明，西医在内科方面已经走入死胡同，副作用非常大，所以内科还是要回归中医的好，因为中医是一直在发展的。

感情温和的人士认为，真正的中医是在民间，医院的中医都被西化了！但医学要发展，必须中、西医相结合。中医可以在技术、手段上借鉴西医，只有这样才不会故步自封，只有这样才与社会同步。西医要发展，也要学习中医的整体观念。

意见比较平和的人认为，中医治疗慢性疾病效果显著，西医治疗急性疾病更加出色。中医的理论体系更加完善，讲求整体观念，辨证论治，不会头痛医头脚痛医脚。西医的仪器则是绝对的完善，有 CT、B 超、磁共振以及各种常规化验手段。在现实中，看中医来不及的病都去找西医，西医看不明白的病都去找中医。中医用中药看病，西医用西药救人。中药药效相对较慢，但副作用小，治疗效果较彻底；西药见效快，但药的副作用也同样明显，而且治完之后也不能保证不复发。总之，看中医还是看西医，要看自己的需要。

对医学情感深的人认为，不管是哪一种医术，只要能够精通，就都会有大作用。中医有着数千年的历史积淀，是一个伟大的医药宝库，所以有比较大的发展前景，可它的理论体系是不完善的，有待与现代科学相结合。而西医则有先进的理论体系，而且已经发展到了一个相当高的水平。可见，中、西各有长短，二者应该是相辅相成的关系。

上述观点，有的言语有些偏激，但应该说都是对中医认识和感受的心声。也就是说近 20 年来，我们国家有不少人对中医的了解和认识已经模糊，觉得大病还是去医院找西医治疗为好。可见，现在中医已经被时代冷落！这种冷落，正在不知不觉中改变着中医的命运，致使中医的整体状况日益倒退，而且后续人才已经不济。

二、现代史的中医依然伟大

中医不仅能治病，还能治未病，因为中医有增强人体生理机能、提高身体抗病能力和延长寿命的作用。正如本书第三章所阐述的，在"中医"二字里还有许多"深情厚意"，可见现代史的中医依然伟大。

但是，正如前文所述，现代国人对中医的认识渐变模糊，甚至连专业圈内都有糊涂者。前几年，有一本中医调养与美容的小册子，是由某教授经多年研究撰写的，我阅读后有点感慨。因那年有一位美容连锁店的老总来找我，欲以高薪聘请我做其顾问，但由于我对美容专业没有兴趣，所以就委婉地谢绝了，正因有过这经历，所以当我看见那小册子时，就情不自禁地阅读了起来。但仅阅读数页就发现，那里头提出了中医中药的平衡定位学说，并将其学说概括为："中医中药不治病，只调阴阳平衡，平衡释放潜能，潜能治愈百病。"那小册子对中医的这种阐述实在是令人寒心的。也许那位教授是优秀的，但这种观点与事实是相佐的。试想，"中医中药不治病"能流传至今吗？

医学界的人都知道，现代病理学给疾病下定义是这样的：疾病是机体在一定病因作用下，因自稳调节紊乱及一系列损害和抗损害反应而发生的异常生命活动过程。根据定义所知，疾病就是人体器官的生理机能异常，所谓"自稳调节紊乱"，不就是人体器官的生理机能异常吗？所谓"损害和抗损害反应"，不就是人体抵抗疾病的症状表现吗？

当然，通常所说的看病，就像人们三餐吃饭的称谓一样，是不需要定义的。三餐所吃可能不一定都是饭，有时家庭主妇煮出来的明明是面条，但却会喊着说"开饭啦"。看病与治病也是这样，有时病人去医院是为了体检，但却会说去看病；有时医生为病人开的处方是保健品，但却也算是给病人治病。其实，能祛除疾病痛苦的治疗才是治病，能使病人的生理机能得以恢复的治疗才是治病，体检并不是看病，保健品也无法治病。同理，西医的治疗其实是抗病而不是治病，比如，面对骨质增生和腰椎间盘突出症，西医的治疗是采用手术来切除增生和突出物，其手术就是抗病而不是治病。

还记得吗？20世纪的西药——阿司匹林，曾像是万能药物，不管是什么样的疼痛，一吃就灵，可后来使用时间久了，不灵了。后来又推出了庆大霉素，也流行了一段时间，但没有多久也不灵了。于是又出现了先锋霉素，紧接着就有了二号、三号、四号、五号、六号先锋……

更有失误的是，20世纪西医还曾经要求人们把扁桃体、盲肠、阑尾都摘除掉，以免发病的麻烦和痛苦，由于那年代很多人都相信科学，于是就有人主动前往摘除。直到后来科学发现那些扁桃体、盲肠、阑尾都有功用，这才不再提倡摘除扁桃体、盲肠和阑尾。

社会改革开放后，国人的生活条件提高了，正常人都经常到医院做身体检查，结果医生经常发现体检者的骨关节有骨质增生、腰椎间盘突出等问题，就劝说体检者进行手术切除，有的体检者听后就接受做了手术，但有的体检者自己没有什么不适的症状，就不接受。其实，让一个没有疾病症状的人做手术，实在是不合情理的。

其实骨质增生和椎间盘突出未必都是病，因为现代医学告诉我们，年龄一到 22 岁左右，人体的骨龄就基本闭合，人体的骨龄一经闭合，骨质增生现象也就开始了，所以骨质增生和椎间盘突出，只要没有超越人体自身生理的承受界限，那只是容易发病的成人生理退变现象，还不能认为就是病，不需要为其进行手术。只有退变超越了生理承受的界限，并出现疼痛，那才是病。当然，若是出于某种原因，致使身体出现病变及其一系列的症状苦痛，那是临床容易诊断的常见病。

医学研究和体检也都已经证明，在体检的人群中，自己没有病理体征，检查却发现有骨质增生和椎间盘突出的现象，竟是体检的常见事。可遗憾的是，有许多体检的西医医师，在发现体检者有骨质增生和椎间盘突出时，多会建议要立即动用手术摘除，因为他们认为只有摘除了才安全。于是，有的患者就接受了摘除，结果，那些经过手术的体检人，病灶是消失了，但正常的生理功能也被破坏了。

中医治疗与西医不同，其治疗的着眼点并非仅在消除患者的病灶，而是重在恢复患体的生理机能。医生通过对病人具体的身体状况进行辨证，然后根据需要，或施以针灸，或施以汤药，或外敷膏剂，或用几种方法配合施治。面对骨质增生、腰椎间盘突出这一类的病证，中医在采用针灸治疗的同时，再佐以汤药，只要患者不放弃治疗，几乎都能取得满意的疗效。

中医面对人体疾病，治疗也一样能消除症状和痛苦，但与西医不同的是，不仅只是注重治病，更注重患者健康的恢复，这就是"不治已病治未病，不治已乱治未乱"（《素问·四气调神大论》）。

中医不仅只是治病的方术，更讲究防病养生，如"恬惔虚无，真气从之，精神内守，病安从来"的观点，在《素问·上古天真论》中就为我们指出来了。晋代皇甫谧在《甲乙经》序中也庄严地指出："其论皆经理识本，非徒诊病而已。"

三、其实西医是抗病救命的

人若生了病，不用说，只要有条件的就需要治疗。人吃五谷杂粮，谁能无病？病，不仅会使人产生不同程度的难受和痛苦，重的还会威胁生命。所以，现代救死扶伤的医疗单位都有红十字类的标志，因为治病救人是伟大的。

当然，因中、西医的治疗方法不同，其身体的转归也大不相同，大家只要肯留意观察就会发现，西医的治疗都是抗病救命。所谓抗病，就是通过西药的作用与疾病相对抗；所谓救命，就是通过药物和手术进行救死扶伤。下面，让我们一起来看看西医治病与中医治疗的差异吧。

先从治疗的效果来看。有关疗效，西医的说法有四种：痊愈、显效、有效、无效。"无效"就是没有效果，"有效"和"显效"是症状不同程度的缓解，"痊愈"是症状消失和化验指标的恢复。但应注意的是，症状消失和指标恢复并不等于生理机能的康复。可见，西医治疗所取得的有效、显效和痊愈，其实质都是抗病，因为生理机能若没有全部恢复，就还不能认为病已经治好。因此准确地说，抗病不等于是治病。而中医治疗讲究的是身体功能的康复，如果身体康复了，那是不用化验检查和解释的，一般的疾病患者自己都能知道。

再从对症与辨证的差别来看。大家知道，造成疾病的病因有很多，西医的治疗，采取的是"对症下药"，也就是根据科学的检查来诊断病因，然后决定是用药还是手术。而中医讲究的是"辨证施治"，也就是通过望闻问切来辨别证候，分析其致病的病机病因，定出治疗法则和施治手段，或是取穴施针，或是开方用药。可见"症"与"证"大有不同，西医是寻查病因，中医是辨别证候。西医治疗后，病体康复的时间比较慢，大多还有待时日；中医治疗后，身体康复得快。

三从中西医治疗的手段来看。大家知道，世界上因地域和民族的不同，治疗疾病的手段有很多，但理论和技术最成熟的毕竟只有中医和西医。西医的疗法有打针、吃药、挂点滴、做手术、放化疗等；中医的疗法有针灸、拔罐、汤剂和丸散膏丹等等。二者治疗的效果都有不同的特色，但更重要的是其疗效的性质不同，西医虽能使疾病中止，但却大多有副作用，而且其生理功能的康复也比较慢；中医治愈疾病，不仅没有负作用，而且身体功能的康复也很快。

为什么中、医治疗有上述这些差异呢？因为西医的治疗都是抗病，其药物和手术都有负作用。大家知道，手术是摘除病灶、修复异常器官的医学行为，是挽救生命的极致手段，有时还会使患体丧失某些生理功能，所以手术是救命而不是治病。当我们在医院看到手术后腰间还吊着溺便袋的病人，并读懂了他们的脸色，相信在感受科学骄傲的同时，也会感到科学的尴尬。

现在西药药物的种类有很多，过去常用的有维生素、抗生素、激素和消炎定痛药四类。维生素其实是一种安慰剂，而不是治病的良药，这一点圈内人都知道。消炎定痛药的作用只是强制性地使病痛暂缓一时，根本就没有对症下药。头痛用芬必得，牙痛也用芬必得，外伤疼痛还是芬必得，它只是强制止痛而不是治病。

临床使用最多的是抗生素，抗生素是用来对抗细菌的，根本没有修复生理机能的作用，所以它也是抗病而不是治病，而且还存在许多不同程度的毒副作用，这已是现代人都明白的常识，也是发达国家疾呼要慎用的药物。从 20 世纪 90 年代开始，科学家就发现抗生素还会造成病菌的抗药性，从而出现超级病菌。

激素是用于调节内分泌失调的药物，但人造的激素是不能长期连续使用的，否则就会造成骨质疏松、股骨头坏死和内分泌失调等问题。在"非典"爆发期间，为了避免疫情的大面积扩散，广州医学界为了给病人退热，在治疗中使用了大剂量的激素，结果造成近 50% 病人出现股骨头坏死的严重后果，这是何等沉痛的教训，可见激素也不是修复人体生理机能的药物。当年在总结"非典"工作的会议上，有人对使用激素治疗提出了异议，钟南山院士回答说，如果"非典"卷土重来，还是要使用激素。许多人对钟老这句惊人之语钦佩之至，但相信钟老说此话时，内心的难过和无奈一定犹如锥刺，因为当时医界用它来对付病毒后，造成许多医护人员骨头坏死，这实在是难以忘怀的医疗事故。

可见，激素、抗生素、维生素是针对病因求急的药物，消炎止痛药和手术是针对病痛救命的手段，但不管是针对"病因"还是"病痛"，虽然都能获效，却都不能使生理得以康复，而且都是有害的化学物质，就是维生素在提取的过程中也要运用化学来分解，可见现代化学污染是何等严重！正是因为明白吞服西药的危害性超过其他污染方式，所以发达国家大都严格使用西药。

四、中医学西医可取长补短

20 多年前，一位杂技演员的三岁小女儿得了皮肤病，前来求治。因本人是中医针灸科，一般很少接治皮肤科和小儿科的病，但因为其母亲经常找我治病，而且其母亲三个月前得了病毒性皮肤病，经艺术大院的医师治疗多天无效，也转来我处。结果经我辨证施治，仅治疗三天就痊愈了，所以小女儿得病，其父母直接就抱来求治。我虽为难，但又不好推辞，经过询问诊查，发现该孩子得的是水痘病。水痘是由病毒引起的急性发疹传染病，其病毒与带状疱疹的病同属一病毒，发病较急。该小女抱来时已经发病两天，伴有发热、咳嗽，皮疹为红色小丘疹，全身四肢都有，丘疹大的呈透明水疱，周围伴有红晕。因其有咳嗽发热，所以本人辨证为邪热犯肺型，立即取穴合谷、风池、风门进行针灸退热，并开以中药处方：银花9克，连翘9克，蝉衣3克，前胡6克，牛蒡子9克，杏仁3克，山栀6克，桑叶6克，大青叶6克，六一散6克。经治后，很快热退了，孩子也安静了，结果也仅治三天就康复了。

这种病一般人都以为西药见效快，中药见效慢，其实这是误解。上述病例仅是本人数十年的许多同类验案之一，这种病只要辨证施治正确，针灸和中药的疗效都是很快的，不仅没有负作用，而且大多数比西药的疗效还快。为什么很多人都觉得中药不如西药疗效快呢？原因有很多，但辨证不准和煎药不方便应该是主要原因。所以，只要能掌握现代医学知识和认真地进行辨证施治，就有利于提升自己的施治能力。

下面试做三点剖析。

一是西医的兴盛对中医的影响。在一个多世纪以前，西医刚刚发展的时候，人体对西药还没产生抗药性，其疗效确实又快又好，比起那其貌不扬的草根树皮，西药变得很神奇，于是，排斥草根树皮之风逐渐日盛。其中有两个人物尤其典型，一个是慈禧太后，一个是余岩。余岩从日本大阪医科大学毕业回国后，就一个劲地否定《黄帝内经》及其阴阳五行学说，因此国内还掀起了中西医的论争。而那慈禧太后就更绝了，她竟然下旨禁锢中医针灸。更没有料到的是，到民国政府时期，中医针灸又被限制了一次，千古功绩的中医，被新兴的医学和政权势力全盘否定了，这应该是祖国医学受到重创而衰退的重要原因吧。

二是层出不穷的西医新药对中医药的影响。现代许多的中医，由于学识肤浅，难领会辨证论治，只知道为病人处以现成的中西新药和价贵的药，而不善开辨证施治的中药处方，当然会使临床疗效下降，进而造成中医学术日益衰退。

三是从医人员的素质下降影响了中医声誉。由于近百年来西医的兴盛和中医的衰退，人们对中医的信任也越来越淡了。浙江中医学院基础医学系主任叶新苗曾尖锐地指出："越来越多的中医，临床治病不求中医医理、中药药性，望闻问切成为形式，疗效不显著，病人不信任，形成了中医现今无奈的局面。在很多人眼里，中药西用、废医存药，似乎成了中医最后的出路，诚可慨叹也。"这批评真可谓入木三分，听了虽难受，但得认同，因为这是客观的现状，也是中医衰退的原因之一。

中医理论虽然抽象高深，但只要肯刻苦学习，定能获得融会贯通，只要掌握好中医的传统理论，再主动地学习西医的科学内容，那临床就能以不变而应万变。若能站到这一高处，不但自己的水平提高了，而且还能了解西医的短处和明白西药的副作用。国家提倡中西医结合的目的，是希望二者有机结合，互相取长补短。因此，下面我们不妨以科学的态度，对中西医的长短做一番比较。

中医的理论有类象比拟的方式，通过类象比拟可以融合大自然的运行规律和人体感应原理（包括经络穴道和饮食药物等），进而以天地自然赋予的类比属性，来调节人体生理机制，这是中医宏观和微观都能结合的长处。但中医的理论学说，是由自然界普遍属性规律决定的，其理论有不同时代的内容，具有不同时代的特征，这是否能普遍反映不同时代人的生长和衰败机制呢？有人认为，这好比一条链纽带，如果一环断裂，就会影响到其他环节，即便不影响也难以反映整体的完整性，这是中医的短处。

西医的优点是，通过科技器械，纵向研究人体病理机制。随着现代科技的不断提高，对人体的结构越来越了解，临床施治也不断地出新药，其疗效经常是立竿见影。西医的缺点是，缺乏整体关联思维，有时为了治理某一个病证，会促使和造成其他病变，这是西医无法顾本的弊病。因西医侧重于局部病理，治疗虽然有时也可治本，但大多会诱发综合征，甚至造成病情转移，而对慢性病的治疗，无法从源头根治，一旦停止用药，就会反复发作。

上述的比较，已使我们发现，中、西医各有长短优劣。因此，我们也要努力学习西医的生理、病理以及相关理论，并多做研究探索，才能融会贯通取长补短，从而提高自己的整体素质，这应该是中医未来的健康方向。

五、中西应互补，因各有长短

也许有人会说，既然西医不是治病，那西医的作用和意义是什么呢？前面已经说过：抗病和救命！打针、吊瓶、输氧气，是抗病的高招！开膛破肚做手术，是救命的绝活！就连内服、外敷也都是对抗疾病的好方法。有了西医的抗病，疾病就多了一条救治的道路。

说西医是抗病不是治病，不是贬低西医的意思。同理，说中医是治病，也不是抬高中医的意思，何况中医的临床技术还存在许多问题，有的问题还有待后人来研究和解决。虽然中医也是治病救人的，但与西医抗病救命的功效相比，那就逊色多了。事实上，西医是伟大的科学技术。

虽然西药存在副作用的问题，但我们也必须明白，西药乃是治病救人的一种恩典！如果不好，岂能传遍世界？本人19岁时眼睛失明，就是省立医院运用西药给眼球和屁股打针救治的，仅治疗三天就使眼睛复明至0.1，后来因没钱续治，改为服用中药才使眼睛恢复到1.5。如果没有西药救治的前提，那服用中药是没有用的，因为在未到省立医院救治之前，我就已经找中医眼科治疗多天无效。在本人生活到57岁时，大脑又出现大肿瘤，在生命危险关头，也是西医的手术刀救治的，如果没有北京天坛医院的名医救治，我根本无法续写本书了。所以，本人说西医不是治病是抗病，只是表达自己的认识，并非否定西医西药。

其实，传统的中医是运用宏观的思维理念进行研究施治的，现代的西医是通过微观的科学方式进行剖析救治的，二者各有长短，应当互相取长补短。既然中、西医学各有长处和短处，现在应该到了要互相结合和取长补短的时代了，切不可相互排斥。

但是，中、西互补的口号虽然提倡已久，其现实情况是不理想的。20多年来，中国医疗事业主要是西医取得了空前发展，而且受惠群主要是城镇中享受公费医疗保障的居民。中国在普遍卫生服务和人均卫生经费支出上，与世界发达国家相比，差距也明显地大。曾有某些专家提出，中国要彻底改变这种状况，最好要重新思索医学事业的发展战略，要建立中国特色的新型医疗卫生保健体系，真正将全体中国人民作为服务对象，真正让大多数人都能享受最基本的医疗服务；医疗价格要调整合理，真正让大多数人都能支付得起基本医疗费用，真正让大多数人能享受到方便与快捷、效率与效果兼具的基本医疗服务，真正把"修养身心"和"治未病"防治放在首要位置；真正能够使医学适应经济发展，使政府财力、居民收入都能跟得上未来的变化趋势。

专家们还提出，中国的医疗特色，应该以预防为主，中、西医并重。国家的医疗投入和政策，应大力扶持中医药事业，逐步使中医能够与西医真正并驾齐驱。只有这样，才能实现疾病控制，才能提升国人的健康水平，实现"2020人人健康"的目标。

六、可惜中西结合多属作秀

当然，中西结合的问题是医家的事情，与患者无关。作为患者，应该如何求医呢？我个人认为：现代要救命救急，得找西医；要治病疗疾，得找中医。但我也同意某西医专家的建议和说法，那就是"能中不西""先中后西"。

既然西医是抗病救命，中医是治病疗疾，说明二者不仅同样重要，而且还有互补的玄妙。打个比方说吧，如果说西医的治疗是公安执法，那么中医的治疗就是政策调控，二者应当互补，不可或缺。因"治病"与"抗病"，"疗疾"与"救命"，只是各有所长的区别而已，医患皆当正确领会才好。可惜的是，长期以来，中、西互补只是提倡而已。

其实，中医也好，西医也好，二者都在为人类健康做出不可磨灭的贡献，如果二者真能相互结合、取长补短，那才是医学之庆、患者之幸。然而，中西"结合"了几十年，实际上还只是口头的倡导而已，不管是在学术上还是在临床上，至今仍然只是口号，从骨子里看，有时还在互相排斥。

去年有一位非医学专业的博士后导师，带着一位研究生一齐到我的诊所来治病。经治疗后，因当场就有疗效，那位博士后导师对我说："谢谢你池医生！我们在医院治疗了多次，还运用中西药结合治疗，都没有效果，所以我不再相信中西医结合。听人介绍来找你，一治就有效，果然是你们中医好。"听了他的话，我委婉地应道："不是中、西医学搞不到一块，只是中、西的医生搞不到一块。"那博士后导师听后也感慨地说："对，搞不到一块确实是医生的问题，而不是医学的问题。"

是啊，什么叫中西医结合？并不是各大医院既设西医又设中医就算是结合，也不是医生既用西医又用中医就叫作结合，更不是在病人既服用西药又服用中药就等于结合了，不，套用一句时髦话说，那叫作秀，根本就不是结合。

曾有人告诉我说，香港凤凰卫视主持人刘海若在英国遇车祸，经西医主治大夫凌锋治疗脱险后，又邀请中医姜良铎教授予以中药调理，最终取得了理想的康复，这就是中、西医结合的典范。本人认为这观点是不正确的！当年在参加美国亚特兰大奥运会比赛中，我国体育健儿桑兰不慎摔折了颈椎，她造成的高位截瘫比起刘海若的车祸更严重，也是先经美国西医救治脱险后，我国又派出两名针灸高手对其进行针灸治疗，后来也使桑兰有了较为理想的康复。

但要注意的是，以上两例都是西医治疗后有效果，但还不够理想，中医进行续治获得更好疗效的案例，这不是中、西医结合，乃是西、中医续治。如果真是中、西结合的典范，即使西方医学界不报道，我国媒体也不会无声无息。这两个医疗案例，中、西医的治疗都是先后分开进行的，根本就不是医疗的结合，真正的中、西医结合，应该是针对着具体的病人，中、西参与施治的医生经过临床共同研讨后，根据病情需要而选用中、西医学不同方法予以配合治疗，才是中、西医结合。何况，中、西医结合只是我们内地的提倡而已，现实中的西方医学界，还存在看不起中医的现象呢。

当然，西方有真心肯定中医的医学专家，也有用心观察后认可的医学同行，更有不少乐意接受中医治疗的外国患者。但中、西医相结合的医疗行为，在医学临床上还缺少实例。

七、中医应当努力充实科学

在现代社会中，中医经常被人认为只是经验医学。那么，中医到底是经验的还是科学的呢？打开新版的中医教科书，中医学的定义比起以往教科书好多了，不仅指明了是"发祥于中国古代的研究人体生命、健康、疾病的科学"，并且告知是"以自然科学知识为主体、与人文社会科学知识以及多学科知识相交融的"医学科学。

事实上，不论是现代医学教育还是临床施治，或是现代科研，中医都属于科学。尽管是始于经验，尽管古老的研究不如现代严密，但从《黄帝内经》开始，就已经属于科学，这是不容置疑的。

中医从经典著作《黄帝内经》开始，其内容就十分丰富，其内涵也博大精深，并且还蕴含有许多科学数据。如《内经·灵枢》肠胃第三十一指出：胃长一尺六寸，胃纤曲屈，伸之长二尺六寸，大一尺五寸，径五寸，大容三斗五升。小肠后附脊，左环回周迭积，其注于回肠者，外附于脐上，回运环反十六曲，大二寸半，径八分分之少半，长三丈二尺。回肠当脐，右环回周叶积而下，回运环反十六曲，大四寸，径一寸寸之少半，长二丈一尺。广肠傅脊，以受回肠，左环叶积上下，辟大八寸，径二寸寸之大半，长二尺八寸。肠胃所入至所出，长六丈四寸四分，回曲环反三十二曲也。

可见，中医的"先天"是有科学性的，只是"后天"有所不足而已，我们中医现在需要努力的是，要不断地充实科学。

其实，只要人们肯认真地读一读《内经》和《难经》，就会发现古人的科学态度和严谨的科学尺度都是令人折服的。瞧，《难经》在《内经》的基础上又有所发展，如《难经》第四十二难，对肠胃也有相同的论述：胃重二斤二两，纡曲屈伸，长二尺六寸，大一尺五寸，径五寸，盛谷二斗，水一斗五升。小肠重二斤十四两，长三丈二尺，广二寸半，径八分、分之少半，左回迭积十六曲，盛谷二斗四升，水六升三合、合之大半。大肠重二斤十二两，长二丈一尺，广四寸，径一寸，当脐右回十六曲，盛谷一斗，水七升半。

此外，《难经》还拓展出其他内脏的内容，如：肝重四斤四两，左三叶，右四叶，凡七叶，主藏魂。心重十二两，中有七孔三毛，盛精汁三合，主藏神。脾重二斤三两，扁广三寸，长五寸，有散膏半斤，主裹血，温五脏，主藏意。肺重三斤三两，六叶两耳，凡八叶，主藏魄。肾有两枚，重一斤一两，主藏志。胆在肝之短叶间，重三两三铢，盛精汁三合。膀胱重九两二铢，纵广九寸，盛溺九升九合。

在《内经》和《难经》中，这类解剖数据及其研究性的论述是数不胜数的，而所描述的形态数据几乎都与现代解剖学相近，这现象怎么可能是经验医学所能胜任的呢？

《内经》不仅对人体五脏六腑的形状、位置、尺寸、构造都有精当的描绘，而且对其功能及其与其他脏器之间互为联系和影响也都有详尽的叙述，甚至还有不少比现代医学还要超前的认识。如：气喘病与肾不纳气是有关的，妇女月经淋沥多因脾不统血所致，梅核气、五更泻常因肾阳虚而关联，胃脘胀痛、乳腺增生多是肝气郁结的表象等等。

须知这些脏腑之间的相互关联以及情绪失常的不良影响，西医的理论到现在还都没有涉及，临床上既不认识，也搞不明白，更无法阐释。其实许多疾病的病因病机，时下科学还无法阐释的依然有很多，可中医在几千年前就做出了精彩的论述和有效的治疗。

当然，现代科学有许多内涵是我们中医需要学习的，因中医的科学内容毕竟受到时代的局限，要想走出时代困境，必须与现代科学相结合，在中医传统理论基础上参合现代科学内涵，只有这样才能完善其学术。

附 录

中国古代十二大名医

　　黄帝，不仅是上古中原各族的共同领袖，也是我国中医界公认的针灸之祖，因为现存最早的中医理论性经典著作《黄帝内经》，即系托名黄帝与岐伯、雷公等讨论医学的著作，而且此书对针刺的记载和论述特别详细。

　　因有《黄帝内经》，在中华数千年的中医历史中，救死扶伤感人肺腑的名医有很多，其中最为大家熟知的人物有：扁鹊、华佗、张仲景、皇甫谧、葛洪、孙思邈、钱乙、朱震亨、宋慈、李时珍、叶天士、吴谦等。

　　当然，历代名医远不止上述这十二位，凡对中医有情的人士，除了熟知这十二位，大多还会知晓许多其他名医的事迹，而且对名医的故事还会百读不厌。因此，本文的读者，相信不仅是认可中医但暂不熟悉典故的人士，还包括熟悉和热爱中医的各类文化人士和医学爱好者。

一、扁鹊

　　扁鹊，姓秦，名越人，又号卢医。春秋战国时期名医，渤海郡郑（今河北沧州市任丘市）人。由于他的医术高超，被认为是神医，因此当时的人们借用了上古黄帝时期神医"扁鹊"的名号来称呼他。他少时学医于长桑君，尽传其医术禁方，擅长各科，并在长期的行医生涯中刻苦钻研，学识与医术达到了出神入化的境界，最终成为流芳千古的中华医圣。在赵为妇科，在周为五官科，在秦为儿科，名闻天下，颇像传说中的神医，于是人们就尊其为扁鹊。

　　《史记·战国策》推崇其为脉学倡导者。据考证，约生于周威烈王十九年（公元前407年），卒于赧王五年（公元前310年）。他为什么被称为"扁鹊"

呢？这是他的绰号，绰号的由来可能与《禽经》中"灵鹊兆喜"的说法有关。医生治病救人，走到哪里，就为那里带去安康，如同翩翩飞翔的喜鹊，飞到哪里，就给那里带来喜讯。因此，古人习惯把那些医术高明的医生称为扁鹊。秦越人在长期医疗实践中，刻苦钻研，努力总结前人的经验，大胆创新，成为一个学识渊博、医术高明的医生。他走南闯北，真心实意地为人民解除疾病的痛苦，获得人民普遍的崇敬和欢迎。于是，人们也尊敬地把他称为扁鹊。扁鹊善于运用四诊，尤其是脉诊和望诊来诊断疾病。

扁鹊是中医理论的奠基者，以自己的实践创立了"四诊法"，也就是中医常说的望、闻、问、切，形成了一个完整的诊断体系。尤其是脉诊和望诊，《史记·扁鹊仓公列传》中记述了与他有关的两个医案：一个是用望诊的方法诊断齐桓侯的病，一个是用脉诊的方法诊断赵子简的病。

中医学界历来把扁鹊尊为古代医学的祖师，一生留下了许多传奇的故事，最为神奇的就是他能够透视人的五脏六腑，具有特异功能。秦太医李醯学术不如而嫉之，乃使人刺杀之。扁鹊奠定了中医学的切脉诊断方法，开启了中医学的先河，相传有名的中医典籍《难经》为扁鹊所著。

《扁鹊仓公列传》中记述了与他有关的两个医案：一个是用脉诊的方法诊断赵子简的病，一个是用望诊的方法诊断齐桓侯的病。有一次，他到了晋国（今山西、河北、河南一带），正碰到了晋国卿相赵简子由于"专国事"，用脑过度，突然昏倒，已五天不省人事了。大夫（官名）们十分害怕，急忙召扁鹊诊治。扁鹊按了脉，从房里出来。有人尾随着探问病情，显得很焦急。扁鹊沉静地对他说："病人的脉搏照常跳动，你不必大惊小怪！不出三日，他就会康复的。"果然过了两天半，赵简子就醒过来了。准确地用切脉诊病是扁鹊的首创，著名的历史学家司马迁高度赞扬说："至今天下言脉者，由扁鹊也。"近代历史学家范文澜也说：扁鹊"是切脉治病的创始人"。

二、华佗

华佗，名敷，字元化，沛国（今安徽亳州）人，东汉末年著名的医学家。

华佗与张仲景、董奉并称为"建安三神医"。尤擅外科，对"肠胃积聚"等病，饮麻沸散，须臾便知醉，肠洗浣，缝腹摩膏，施行腹部手术，故被后人誉为外科之祖。据人考证，他约生于汉永嘉元年（公元145年），卒于建安十三年（公元208年）。但有人认为这考证很可疑，因为《后汉书·华佗传》有华佗"年且百岁，而犹有壮容，时人以为仙"的记载。据此，华佗可能不止活了六十四岁。华佗生活的时代，当是东汉末年三国初期。那时，军阀混乱，水旱成灾，疫病流行，人民处于水深火热之中。

当时一位著名诗人王粲在其《七哀诗》里，写了这样两句："出门无所见，白骨蔽平。"这就是当时社会景况的真实写照。目睹这种情况，华佗非常痛恨作恶多端的封建豪强，十分同情受压迫受剥削的劳动人民。为此，他不愿做官，宁愿捍着金箍铃，到处奔跑，为人民解脱疾苦。行医足迹遍及安徽、河南、山东、江苏等地，钻研医术而不求仕途。他医术全面，精于手术，并精通内、妇、儿、针灸各科。尤其擅长外科麻醉手术，被后人称为"外科圣手""外科鼻祖"。后人多用神医华佗称呼他，又以"华佗再世""元化重生"称誉有杰出医术的医师。

华佗年轻时曾游学徐州，"兼通数经，晓养性之术"，但多次谢绝朝廷命他做官司的征召。他长期坚持在民间行医，深为百姓敬仰和爱戴。晚年华佗被曹操征召到许昌，为其治疗头风病。由于华佗不愿作为曹操的侍医，便托故告假归家，并数次拒绝重返许昌，但终为曹操所杀害。传说华佗临死前，曾将所著医籍交狱吏收藏，但"吏畏法不敢受"。华佗无奈，只得"索火烧之"。因此，华佗的著作未曾得以流传。现存《中藏经》一书，传说为华佗所作，并有自称为华佗外甥的邓处中为该书作序，说此书是从华佗寝室遗藏中获得，经考证并非华佗手笔，至于《华佗神医秘传》和《华佗神方》均系伪作。华佗弟子吴普著有《吴普本草》、李当之著有《李当之药录》、樊阿喜针灸，这三个弟子均成为有名望的医家。

华佗在公元2世纪发明麻醉剂"麻沸散"，是世界医学史上一个伟大的创举。他用"麻沸散"做全身麻醉，进行开腹手术。据《后汉书·华佗传》记载："若疾发结于内，针药所不能及者，乃令先以酒服麻沸散，既醉无所觉，因刳破腹背，抽割积聚。若在肠胃，则断截湔洗，除去疾秽，既可缝合，傅以神膏，四五日创愈，一月间皆平复。"他是世界上第一个用全身麻醉做手术的人，比西方发明麻药早 1600 多年。

华佗主张运动以治疗疾病。据《三国志》记载，华佗曾对他的弟子吴普说："人体欲得劳动，但不当使极耳。动摇谷气得消，血脉流通，病不得生，譬犹户枢之不朽也。是以古之仙者为导引之事，熊经鸱顾，引挽腰体，动诸关节，以求难老。吾有一术，名五禽之戏，一曰虎，二曰鹿，三曰熊，四曰猿，五曰鸟。亦以除疾，并利蹄足，以当导引。"他坚持体操运动是强身之本，认识到运动可以促进血液循环，加快新陈代谢，并用自己创造的五禽戏治病："体中不快，起作一禽之戏，沾濡汗出，因上着粉，身体轻松便，腹中欲食。"

三、张仲景

张仲景，名机，汉末南阳郡（今河南南阳）人，后世医家尊其为医圣。当时伤寒流行，病死者甚多，他历经艰难的临床实践，广泛收集医方，结合自己的研究，写出了传世巨著《伤寒杂病论》。该书对祖国医学的发展有重大贡献，它确立的辨证论治原则，是中医临床的基本原则，是中医的灵魂所在。在方剂学方面，《伤寒杂病论》也做出了巨大贡献，创造了很多剂型，记载了大量有效的方剂。其确立的六经辨证的治疗原则，受到历代医学家的推崇。这是中国第一部从理论到实践、确立辨证论治法则的医学专著，是中国医学史上影响最大的著作之一，是后学者研习中医必备的经典著作，广泛受到医学生和临床大夫的重视。

明代陈嘉谟在《本草蒙筌》中引用《历代名医图赞》一诗，赞颂张仲景及其《伤寒杂病论》。此中所说张仲景，名机，据传当过长沙太守，所以有张长沙之称。系汉末南阳郡涅阳（今河南省南阳县）人，约生于东汉和平元年（公元 150 年），卒于建安二十四年（公元 219 年），活了七十岁左右。

《伤寒杂病论》是我国最早的理论联系实际的临床诊疗专书，它系统地分析了伤寒的原因、症状、发展阶段和处理方法，创造性地确立了对伤寒病的

"六经分类"的辨证施治原则,奠定了理、法、方、药的理论基础。书中还精选了三百多方,这些方剂的药物配伍比较精炼,主治明确,如麻黄汤、桂枝汤、柴胡汤、白虎汤、青龙汤、麻杏石甘汤。这些著名方剂,经过千百年临床实践的检验,都被证实有较高的疗效,并为中医方剂学提供了发展的依据,后来不少药方都是从它发展变化而来。名医华佗读了这本书,啧啧赞叹说:"此真活人书也。"

喻嘉言高度赞扬张仲景的《伤寒论》,说:"为众方之宗、群方之祖。"《中国医籍考》称其为"如日月之光华,旦而复旦,万古常明"。历代有关注释、阐发此书的著作有很多,据粗略统计竟达三四百种之多。它的影响远远超出了国界,对亚洲各国,如日本、朝鲜、越南、蒙古等国的影响很大。特别是日本,历史上曾有专宗张仲景的古方派,直至今天,日本中医界还喜欢用张仲景方。日本一些著名的中药制药工厂,如小太郎、内田、盛剂堂等制药公司出品的中成药(浸出剂)中,伤寒方一般也占 60% 以上,其中有些很明显是伤寒方的演化方。可见,《伤寒杂病论》在日本中医界有着深远的影响,在整个世界都有着深远的影响。

四、皇甫谧

皇甫谧,幼名静,后改谧,字士安,自号玄晏先生。东汉时安定朝那(今甘肃灵台县朝那镇)人。生于东汉建安二十年(公元 215 年),卒于西晋太康三年(公元 282 年),活了六十八岁。提起皇甫谧,人们可能立刻想到他编撰的《针灸甲乙经》。其实,除此之外,他还编撰了《历代帝王世纪》《高士传》、《逸士传》《列女传》《元晏先生集》等书。他一生以著述为业,在医学史和文学史上都负有盛名。

他出生于一个贫苦的农舍中,年轻时拜乡里著名的学者席坦为师,数年以后,他已成为一个远近闻名的学者。他认为,不求名利才会无损于生命;不追求富贵,才能获得深厚的道行。因此,尽管郡守曾请他出仕,举荐他为孝廉,相国也征召他去做官,他都拒绝了。他甘心一生玩味经典册籍,为将知识传播他人而著书立说，为后世立言。他 40 岁时，不幸得了风症，半身麻木，右腿肌肉萎缩，服寒食散又药物中毒，身发热，寒冬时尚须袒露身服食冰雪。夏天则更烦闷不堪，并伴有咳嗽、喘、浮肿和四肢酸重，时刻处于病危之中。疾病的折磨考验了他的意志，求生的欲望又促使他研读医学典籍，而针灸治疗风症的效果使他更对针灸学感兴趣，于是他广泛研读针灸文献，终于成了一位针灸大家。

当时医学经典著作颇多，但经络胞穴并不统一，于是他把当时风行的《黄帝针经》《素问》及《明堂孔穴针灸治要》三部书进行了比较研究，"使事类相从，删其浮词，除其重，论其精要"，著成《黄帝部针灸甲乙经》10 卷，又称《针灸甲乙经》，简称《甲乙经》，约完成于公元 259 年，南北朝时改为12 卷本。原书以天干编次，主论医学理论和针灸之法，故以《针灸甲乙经》命名。《针灸甲乙经》是现存最早而较完整的针灸学著作，前部分阐明脏腑、经络、脑穴、诊法病，后部分论述各病证及针灸法，它是中国晋代以前针灸学成就的总结性文献。

五、葛洪

葛洪字稚川，自号抱朴子，晋朝丹阳句容（今江苏省句容县）人。葛洪13 岁时，父亲不幸去世，当时又逢"八王之乱"，葛洪的家很快败落下去。葛洪从小爱好读书，刻苦求学，因家贫无钱买书，只好向人家借书阅读，用木炭在地上练习写字。

在葛洪年轻的时候，曾应吴兴太守顾秘之邀，到他率领的部队里担任将兵都尉，征讨当时的石冰起义。后来石冰兵败，顾秘邀赏，葛洪却辞官独自跑到洛阳，去搜求异书以增广自己的学问。后应故交广州刺史嵇含之约赴广州，认识了南海太守鲍玄。鲍玄通养生术和医药学，他器重葛洪的才华，不但把自己的女儿嫁给葛洪，还把自己的学问也传授给了葛洪。

葛洪的兴趣在炼丹和医药这两方面。当他年老的时候，听说交趾（今越南）出产丹砂，这是炼丹的主要原料，于是向朝廷请求到靠近该地的勾漏县（今属广西）去当县令。皇帝认为葛洪资望很高，而县令的职位太小，没有同意。葛洪一再请求说，并非以当大官为荣，而是因为那里有丹砂的缘故，终于得到了皇帝的批准。当他路过广州东面的罗浮山时，见其景色秀丽，主峰飞云顶多瀑布、泉水，便停留于此炼丹、行医、著述，直到逝世。至今罗浮山这一道教"第七洞天"，仍有"葛洪炼丹处"遗迹。

葛洪著有《金匮药方》100卷，因其卷帙浩繁，不便携带，便摘其要者写成《肘后备急方》4卷。"肘后"是指该书篇幅很小，可以挂在胳膊上随身携带，相当于现代所说的"袖珍本"。"备急"就是应急的意思，用现代话说，就是一本"急症手册"。这部书里的治病药方，都是民间的草药，既便宜又方便，深受老百姓的欢迎。书中最早记载一些传染病，如天花、恙虫病证候及诊治。"天行发斑疮"是世界上最早有关天花的记载，因此他是预防医学的倡导者。

他在《肘后备急方》中写道：有一年发生了奇怪的流行病，病人浑身上下长出一个个的病疮，起初是小红点，不久就变成白色的脓疮，不断溃烂，一碰就破，伴以发高热、说胡话，十个有九个治不好。就算侥幸治好的，皮肤上也会留下一个个小瘢痕，起初发黑，一年后才逐渐消失。这病就是天花，记载十分准和详细，比西方医学界认为最早记载天花的阿拉伯医学家雷撒斯要早五百多年。

葛洪，人称"葛仙翁"，约生于晋太康四年（公元283年），卒于东晋兴宁元年（公元363年）。晚年，他隐居在广东罗浮山中，既炼丹、采药，又从事著述，直至去世。对他的一生，明代陈嘉谟在《本草蒙筌》中引用了《历代名医像赞》的一首诗来概括："陷居罗浮，优游养导，世号仙翁，方传肘后。"但这只说出了他炼丹采药、隐逸求仙的一面，而他另外的一面却被忽略了。

其实，他是古代一位鼎鼎有名的科学家，在医学和制药化学上有许多重要的发现和创造，在文学上也有许多卓越的见解。他的著作，约有五百三十卷，不过大多已经散佚，流传至今的，主要有《抱朴子》和《肘后救卒方》。《抱朴子》是一部综合性的著作，分内篇二十卷，外篇五十卷。内篇说的是神仙方药，鬼怪变化，养生延年，禳邪却病等事，属于道教的著作，其中《金丹》《仙药》《黄白》等部分是总结我国古代炼丹术的名篇；外篇说的是人间得失，世道好坏等事。其中《钧世》《尚博》《辞义》等篇，是著名的文论著作。《肘后救卒方》简称《肘后方》，是他在广东编著的一部简便切用的方书。收录的方药大部分行之有效，采药容易，价钱便宜，而且篇帙不大，可挂在肘后随行（袖珍本），即使在缺医少药的山村、旅途，也可随时用来救急，所以受到历代群众的欢迎。葛洪的医学著作，据史籍记载，尚有《金匮药方》一百卷，《神仙服食方》十卷，《服食方》四卷，《玉函煎方》五卷。

六、孙思邈

孙思邈，自号孙真人，唐朝京兆华原（今陕西省耀县孙家塬）人，是隋、唐两代大医学家。曾治愈唐太宗皇太后头痛病，宫廷要留他做御医，他谎称采"长生不老药"献给皇上，偷跑了。监视他的人谎报采药时摔死，故太宗封他为药王。又因他约生于隋开皇元年（公元581年），卒于唐永淳元年（公元682年），活了102岁（有的考证活了141岁），所以人们把他当作"神仙"，尊称为"药王"。

孙氏自幼聪颖，喜好读书，勤学苦练，20岁精诸子百家学说，善言老庄，又好释典，兼通阴阳，推及医药。隋、唐两代皇帝都召他做官，他却无心仕途，晚年从事医学著述，是文史医药全面均展、多才多艺的杰出人物，尤以医学为最。孙思邈是因病治医，勤奋成家的，不但学识渊博，而且品德高尚。他的高尚医德，是大医精诚与高超医术两相结合的医德规范。他在学术界树立了崇高的榜样，一直熏陶着代代医家。

孙思邈把医为仁术的精神具体化，在其所著的《大医精诚》一书中写道："凡大医治病，必当安神定志，无欲无求，先发大慈恻隐之心，誓愿普救含灵之苦。若有疾厄来求救者，不得问其贵贱贫富，长幼妍媸，怨亲善友，华夷愚智，普同一等，皆如至亲之想。亦不得瞻前顾后，自虑吉凶，护惜身命。见彼苦恼，若己有之，深心凄怆。勿避险巇，昼夜寒暑，饥渴疲劳，一心赴救，无作功夫形迹之心。如此可为苍生大医，反此则是含灵巨贼。夫大医之体……又到病家，纵绮罗满目，勿左右顾眄；丝竹凑耳，无得似有所娱；珍馐迭荐，食如无味；醴醁兼陈，看有若无……夫为医之法，不得多语调笑，谈谑喧哗，道说是非，议论人物，炫耀声名，訾毁诸医，自矜己德。偶然治瘥一病，则昂头戴面，而有自许之貌，谓天下无双，此医人之膏肓也。"上述的寥寥片语，已将孙思邈的高尚医德情操，展示在人们面前。

孙氏认为"人命至重，有贵千金，一方济之，德逾于此"，故将他自己的两部著作均冠以"千金"二字，名《千金要方》和《千金翼方》。这两部书的成就在于：首先对张仲景的《伤寒杂病论》有很深的研究，为后世研究《伤寒杂病论》提供了可靠的门径，尤其对广义伤寒增加了更具体的内容。他创立了从方、证、治三方面研究《伤寒杂病论》的方法，开后世以方类证的先河。《千金要方》是我国最早的医学百科全书，从基础理论到临床各科，理、法、方、药齐备。一类是典籍资料，一类是民间单方验方，广泛吸收各方面之长，雅俗共赏，缓急相宜。时至今日，很多内容仍起着指导作用，有极高的学术价值，确实是价值千金的中医瑰宝。《千金要方》是对方剂学发展的巨大贡献，书中收集了从张仲景时代直至孙思邈的临床经验，历数百年的方剂成就。在阅读仲景书方后，再读《千金方》，真能大开眼界，拓宽思路，特别是源流各异的方剂用药，显示出孙思邈的博极医源和精湛医技。后人称《千金方》为方书之祖，《千金要方》在食疗、养生、养老方面做出了巨大贡献。孙氏能寿逾百岁高龄，就是他在积极倡导这方面的理论与其自身实践相结合的效果。

孙思邈的辉煌成就，生前就受到了人们的崇敬，人们称其为"药王""真人"。隋、唐两代都很器重他，知名人士亦多对他以礼事之。他去世后，人们在其故居的鉴山畔，虔诚奉祀。乔世宁序中云："鉴山香火，于关中为盛，虽华岳吴镇弗逮焉。"孙思邈在日本也享有盛誉，尤其是日本名医丹波康赖和小岛尚质等对他十分崇拜。

七、钱乙

钱乙字仲阳，祖籍浙江钱塘，后祖父北迁，遂为郓州（今山东东平）人，北宋著名儿科学家，约生于宋明道元年（公元 1032 年），卒于政和三年（公元 1113 年）。他的父亲钱颢，擅长针灸，但嗜酒喜游。钱乙 3 岁时，他的父亲东游海上，竟然一去不返，母亲又早亡，于是便成了孤儿。后来钱乙跟随姑父吕氏学医，勤奋刻苦，精通经典，博览诸家，尤其对最早的一部儿科专著《颅囟经》更为推崇，并以此做为指导，精专儿科，闻名遐迩。

宋神宗元丰年间，钱乙去汴梁（今开封）行医，誉满京城，因为治好了长公主和皇子仪国公的疑难病证而得到皇帝的赏识。钱乙医德医风高尚，不矜持己名，诋毁他医，因而受到众医及病人的爱戴和信任。此后，上至皇戚贵族，下至平民百姓，都愿到他那里看病。钱乙不分长幼妍媸、贫富贵贱，一视同仁，皆认真诊治，授之于药，均满意致谢而归。

钱乙的一生，在治学上最突出的地方，就是"专一为业，垂四十年"。业医者知道，古代医家称小儿科作哑科，认为治小儿病最难。因为小儿脉微难见，诊察时又多惊啼，靠脉诊难以辨证，这是一；小儿骨气未成，形声未正，悲啼喜笑，变态无常，靠望诊了解病情也有困难，这是二；小儿不能言语，言语亦未足取信，凭问诊了解病情更难，这是三；小儿脏腑柔弱，易虚易实，易寒易热，用药稍有不当，就足使病情复杂化，这是四。因此，钱乙在行医过程中，也深感到小儿病难治。他说："脉难以消息求，证不可言语取者，襁褓之婴，孩提之童，尤甚焉。"为了攻克这道难关，他花了将近四十年时间。俗话说"功夫不负有心人"，他果然功成业就，为我国小儿科医学的发展奠定了坚实的基础。

钱乙学习时，"不名一师"，善于化裁古方，创制新方。如他的六味地黄丸。由熟地黄、山药、山茱萸、茯苓、泽泻、丹皮组成，原是张仲景《金匮要略》所载的崔氏八味丸，即八味肾气丸（干地黄、山茱萸、薯蓣、泽泻、丹皮、茯苓、桂枝、附子）的加减化裁，做六味地黄丸，用来当作幼科补剂，这对后世倡导养阴者起了一定的启发作用。

钱乙在实践中认识到，小儿的生理特点："脏腑柔弱""五脏六腑，成而未全，全而未壮。"其病理特征："易虚易产，易寒易热。"所以，要攻克小儿病这道难关，必须对小儿的生理、病理有个正确而全面的认识。他根据多年的临床实践，逐步摸索出一整套诊治方法。在诊断上，他主张从面部和眼部诊察小儿的五脏疾病,如左腮赤者为肝热,右腮为肺,目内无光者为肾虚,等等。在处方用药方面,力戒妄攻、误下与峻补,主张"柔润"的原则。

著《小儿药证直诀》,以脏腑病理学说立论,根据其虚实寒热而立法处方,比较系统地做出了辨证论治的范例。钱乙是我国医学史上第一个著名的儿科专家,其撰写的《小儿药证直诀》,是我国现存的第一部儿科专著,故后世尊其为儿科之祖。他系统地总结了对小儿的辨证施治法,使儿科自此发展成为独立的一门学科,后人视之为儿科的经典著作,把钱乙尊称为"儿科之圣""幼科鼻祖"。

八、朱震亨

朱震亨字彦修,因他出生的赤岸镇有一条溪流名叫丹溪,所以学者多尊称朱震亨为"丹溪翁"或"丹溪先生"。因其自幼聪明,年长者对他都很器重,但他年稍长后却弃而不学,变得崇尚侠气,争强好胜,若乡中望族仗势欺侮,"必风怒电激求直于有司,上下摇手相戒,莫或轻犯",常为百姓挺身向前,凡遇"苛敛之至,先生即以身前,辞气恳款,上官多听,为之损裁"。此外,他还积极组织大家一起兴修水利,为民谋福。当地有个"蜀墅塘,周围凡三千六百步",能灌溉农田六千多亩,但因堤坏水竭,屡致旱灾。在朱震亨的带领下,大家协力修筑堤防,并开凿了三条渠道,根据水量而舒泄之,使百姓均得受益。

金元四大家中,朱震亨所出最晚。他先习儒学,后改医道,在研习《素问》《难经》等经典著作的基础上,访求名医,受业于刘完素的再传弟子罗知悌,成为融诸家之长为一体的一代名医。朱震亨生于公元 1281 年,卒于 1358 年,享年 78 岁。

导致朱震亨从儒转医,有几方面的原因,首先是他素怀惠民之心,"吾既穷而在下,泽不能致运。其可远者,非医将安务乎?"另一方面,在他 30 多岁时,母亲有疾,诸医束手,亦使其有志于医,遂取古代经典医籍细细观之,三年而有所得。又过了两载,竟然自己处方抓药,治愈了老母的旧疾。又因其师许谦本不以名利为务,教授学生"随其材分"而定,"咸有所得"。又说:

"吾卧病久，非精于医者不能以起之。子聪明异常人，其肯游艺于医乎？"此言正中朱震亨下怀，于是尽焚以往所习举子业，一心致力于医。当时盛行陈师文、裴宗元在宋大观年间制定的《合剂局方》（共 297 方），朱氏昼夜研习，知其不足所在，但乡间无良师可从，于是治装出游，访求名师。

直到泰定二年（1325 年），才在武林听说有名罗知悌者，为"宋理宗朝寺人，业精于医，得尽刘完素之再传，而旁通张从正、李杲二家之说"，但性格狭隘，自恃医技高明，很难接近。朱震亨几次往返登门拜谒，均未得亲见，赵趄三月之余。但他心诚意真，求之愈甚，每日拱手立于门前，置风雨于不顾。有人对罗先生详加介绍朱震亨的为人与名声后，始获相见，谁知却一见如故。罗知悌对朱震亨说：学医之要，必本于《素问》《难经》，而湿热相火为病最多，人罕有知其秘者。兼之长沙之书，详于外感；东恒之书，重在内伤，必两尽之，治疾方无所憾。区区陈、裴之学，泥之必杀人。闻此，朱氏向日之疑尽皆冰释。罗先生时已年过古稀，卧于床上，并不亲自诊视，只是让弟子察脉观色，但听回禀便处方药。随其学习一年之余后，朱震亨医技大进，尽得诸家学说之妙旨。回到家乡，乡间诸医"始皆大惊"，不知他在外边学了多大本事，但看其处方用药，又嘲笑不已，以为不伦不类。朱震亨正是用这种被众医斥之为离经叛道的方法，治愈了许谦的痼疾，四方求治者、求学者盈门不绝。朱震亨总是有求必应，不避风雨，致使贴身仆人均难受其苦，怨声不绝。朱震亨晚年整理自己的行医经验与心得，写成许多著作，临终前没有其他嘱咐，只将随他学医的侄儿叫到面前诲之曰："医学亦难矣，汝谨识之。"言讫，端坐而逝。朱震亨的坟墓在赤岸镇东行四公里的东朱村，面对八面青山。其坟曾几经修葺，至今香火不绝，表达了后人的深切怀念。

朱震亨以为三家所论，于泻火、攻邪、补中益气诸法之外，尚嫌未备滋阴大法。力倡"阳常有余，阴常不足"之说，申明人体阴气、元精之重要，故被后世称为"滋阴派"的创始人。临证治疗，效如桴鼓，多有服药即愈不必复诊之例，故时人誉之为"朱一贴"。其弟子众多，方书广传，是元代最著名的医学家。

九、宋慈

宋慈字惠父，宋朝福建建阳（今属福建南平）人，法医之祖。宋慈生于公元 1186 年，卒于 1249 年，祖籍河北邢台市南和县，唐相宋璟后人，与理学大师朱熹同乡，是南宋著名法医学家。所著《洗冤录》又称《洗冤集录》，是世界上最早的法医文著，是世界上第一部系统的法医学著作，比国外最早的法医著作（由意大利人菲德里所写）要早 300 多年。

《洗冤集录》内容非常丰富，记述了人体解剖、检验尸体、勘察现场，鉴定死伤原因、自杀或谋杀的各种现象、各种毒物和急救解毒方法等十分广泛的内容。它区别溺死、自缢与假自缢、自刑与杀伤、火死与假火死的方法，至今还在应用。它记载的洗尸法、人工呼吸法，迎日隔伞验伤以及银针验毒、明矾蛋白解砒霜中毒等都很合乎科学道理。中外法医界普遍认为是宋慈于公元 1235 年开创了"法医鉴定学"，因此宋慈被尊为世界法医学鼻祖。

在南宋的 1217 年，他成为进士，当时南宋朝廷安排宋慈去做县官，但是宋慈因为父亲的离世而没有及时上任。随后在南宋 1226 年的时候，宋慈被安排成为县级文书，从此宋慈就成为南宋朝廷的一个官员了。之后，宋慈在担任官员期间，做出了不少的成就，其官职越来越大，其成为了三品以上的官员，官位也已经变成安抚使。

宋慈做法官时，秉公执法，慎重办案。在主审一件自杀案时，他发现自杀者死后握刀不紧，伤口又是进刀轻、出刀重，情节十分可疑。于是亲自侦查，终于查明是某土豪为了强抢妇女，谋杀了一个无辜的庄稼汉，又贿赂官府，把死者诬成自杀。依靠多年的实践和勤于向书本和同行讨教，宋慈终于写成了这本"洗冤泽物""起死回生"的著作。

《洗冤集录》总结了历代法医的宝贵经验，又在实践中行之有效。从 13 世纪到 19 世纪沿用了 600 多年，成为审判官们必读的法学经典著作。这本书已译成多种文字，被公认为世界法学界共同的精神财富。

"狱事莫重于大辟（死刑），大辟莫重于初情，初情莫重于检验。"这是

《洗冤集录》序里的开头语。作者大声疾呼，告诫一切司法人员都要严肃认真地对待自己的职业。因为法医的检验决定人的死生，一定要"审之又审，不敢萌一毫慢易之心"。这位作者——宋慈，被后世誉为"世界法医学奠基人"。

嘉熙三年（公元 1239 年），宋慈 53 岁，任广东提点刑狱（掌管刑法狱讼的官吏）。在这以前，那里的官吏多不作为，积留大量狱案。他一到任，便着手处理大批悬案积案，调查现场，验证材料，史称他"下条约，立期程，阅八月，决辟二百余"。宋慈办案严肃认真，执法如山，而且不畏权贵，决事果断，经八个月的检查，处决了一批犯人，昭雪了一批屈打成招的冤命案，解决了一大批疑案、积案，铁面无情地惩处了一些贪赃枉法的基层执法狱吏。他这种"雪冤禁暴"的事迹，在百姓中赢得了好名声，群众颂之为"清官"。

可以说，宋慈在南宋朝代是非常受重视的，朝廷对于这样的一位人才还是比较器重的。不过，宋慈在 64 岁那年离世，那一年也正好就是宋理宗的 1249 年。宋慈的一生都是在南宋时期度过的，他对南宋时期的医学起到了很大的影响，他同样也为南宋时期的很多人洗清了身上的冤屈，让南宋期间的百姓不再生活在黑暗当中。不过，宋慈虽然只是南宋时期的人，但是他所做出的成就并不仅仅只对南宋造成影响。宋慈在南宋期间写下了《洗冤集录》，还提出了很多的医学理论，对现代医学起到了重大的影响。因此，我们可以说宋慈是哪个朝代的人并不是很重要，宋慈是属于所有的后代人的。

十、李时珍

李时珍字东壁，号频湖，明朝蕲州（今湖北蕲春）人，明代杰出医药学家，生于明武宗正德十三年（公元 1518 年），卒于神宗万历二十一年（公元 1593 年）。他家世代业医，祖父是"铃医"。父亲名闻，号月池，是当地名医。李时珍继承家学，尤其重视本草，并富有实践精神，肯于向民间百姓学习。那时，民间医生的地位很低，李家常受官绅的欺侮。因此，父亲曾决定让二儿子李时珍读书应考，以便一朝功成，出人头地。

李时珍自小体弱多病，性格刚直纯真，对那些空洞乏味的八股文，怎么也学不进去。自十四岁中了秀才后九年，三次到武昌考举人，都落第了，他放弃了科举做官的打算，专心学医，于是求父亲说："我今年二十三岁了，老是考不上，您还是让我学医吧！"并且表示了这样的决心："身如逆流船，心比铁石坚。望父全儿志，至死不怕难。"李月池在冷酷的事实面前终于醒悟了，同意儿子的要求，并精心地教他。不几年，李时珍果然成为很有名望的医生。到三十八岁时，就被武昌的楚王召去，任王府"奉祠正"，兼管良医所事务。三年后，又被推荐上京任太医院判。太医院是专为宫廷服务的医疗机构，当时被一些庸医弄得乌烟瘴气。李时珍只任职一年，便辞职回乡。

他不仅继承家学，更着重研究药物，重视临床实践，主张革新。李时珍经常上山采药深入民间，向农民、渔民、樵夫、药农、铃医请教，同时参考历代医药及有关书籍 800 余种，对药物加以鉴别和考证，纠正了古代本草书籍中药名、品种、产地等某些错误，并收集和整理宋、元以来民间发现的很多药物，充实了内容，历时二十七年编成《本草纲目》，共收载历代诸家本草所载药物1892 种，其中植物药 1094 种。矿物、动物及其他药 798 种，有 374 种为李氏所新增。每种药首先以正名为纲，附释名为目；其次是集解、辨疑、正误，详述产状；再次是气味、主治、附方，说明体用。内容极其丰富，总结了 16 世纪以前我国的药物经验，对后世药物学的发展做出了巨大贡献，是我国医药学的一份宝贵遗产，故被后世尊为药圣。他还著有《濒湖脉学》《奇经八脉考》，流传于世。另有《五脏图论》《三焦客难》《命门考》等，已佚，失传。

李时珍阅读了大量古医籍，又经过临床实践发现古代的本草书籍"品数既繁，名称多杂。或一物析为二三，或二物混为一品"（《明外史本传》）。特别是其中的许多毒性药品，竟被认为可以"久服延年"，而遗祸无穷。于是，他决心要重新编纂一部本草书籍。他"穷搜博采"，读了大量参考书，家藏的书读完了，就利用行医的机会，向本乡豪门大户借。后来，进了武昌楚王府和北京太医院，读的书就更多，简直成了"书迷"。他自述"长耽嗜典籍，若啖蔗饴"（《本草纲目》原序）。顾景星在《李时珍传》里，也赞他"读书十年，不出户庭，博学无所弗瞡"。他不但读了八百余种万余卷的医书，还看过不少历史、地理和文学名著及敦煌的经史著作，连数位前代伟大诗人的全集也都仔细钻研过。他还从中摘录了大量有关医药学的诗句，而这些诗句也给了他许多真实有用的医药学知识，帮助他纠正了前人在医药学上的许多谬误。如古代医书中，常常出现"鹜与凫"，它们指的是什么？是否有区别？历代药物学家众说纷纭，争论不休。李时珍摘引屈原《离骚》中的"将与鸡鹜争食乎""将泛乎若水中之凫乎"两句，指出诗人把"鹜"与"凫"对举并称，就是它们不是同一种禽鸟的明证。他又根据诗中对它们不同生活环境的描绘，证明"鹜"是家鸭，"凫"是野鸭子，药性不同。屈原的诗赋，竟成了李时珍考证药物名实的雄辩依据。在编写《本草纲目》的过程中，最使李时珍头痛的就是由于药名的混杂，使药物的形状和生长的情况十分地不明。过去的本草书，虽然做了反复的解释，但是由于有些作者没有深入实际进行调查研究，而是在"纸上猜度"（在书本上抄来抄去），所以越解释越糊涂，而且矛盾倍出，使人莫衷一是。例如药物远志，南北朝著名医药学家陶弘景说它是小草，像麻黄，但颜色青，开白花，宋代马志却认为它像大青，并责备陶弘景根本不认识远志。又如狗脊一药，有的说它像萆薢，有的说它像拔葜，有的又说它像贯众，说法极不一致。类似情况很多，李时珍不得不一次又一次地搁下笔来。这些难题该怎样解决呢？

　　在他父亲的启示下，李时珍认识到，"读万卷书"固然需要，但"行万里路"更不可少。于是，他既"搜罗百氏"，又"采访四方"，深入实际进行调查。李时珍穿上草鞋，背起药筐，在徒弟庞宪、儿子建元的伴随下，远涉深山旷野，遍访名医宿儒，搜求民间验方，观察和收集药物标本。他首先在家乡蕲州一带采访，后来多次出外采访。除湖广外，还到过江西、江苏、安徽等地方，均州的太和山也到过，盛产药材的江西庐山和南京的摄山、茅山、牛首山估计也有他的足迹。后人为此写了"远穷僻壤之产，险探麓之华"的诗句，反映他远途跋涉，四方采访的生活。李时珍每到一地，就虚心地向各式各样的人物请求，其中有采药的，有种田的，捕鱼的，砍柴的，打猎的，他们热情地帮助他了解各种各样的药物。比如芸苔，是治病常用的药，但究竟是什么样的？《神农本草经》说不明白，各家注释也搞不清楚。李时珍问一个种菜的老人，在他指点下，又察了实物，才知道芸苔实际上就是油菜。这种植物，头一年下种，第二年开花，种子可以榨油，于是，这种药物便在他的《本草纲目》中一清二楚地注解出来了。

李时珍了解药物，并不满足于走马看花式的调查，而是一一采视，对着实物进行比较核对，这样弄清了不少似是而非、含混不清的药物。用他的话来说，就是"一一采视，颇得其真"，"罗列诸品，反复谛视"。

当时，太和山五龙宫产的"榔梅"，被道士们说成是吃了"可以长生不老的仙果"，他们每年采摘回来，进贡皇帝，官府严禁其他人采摘。李时珍不信道士们的鬼话，要亲自采来试试，看看它究竟有什么功效。于是，他不顾道士们的反对，竟冒险采了一个。经研究，发现它的功效跟普通的桃子、杏子一样，能生津止渴而已，是一种变了形的榆树的果实，并没有什么特殊攻效。鲮鲤，即今天说的穿山甲，是过去比较常用的中药。陶弘景说它能水陆两栖，白天爬上岩来，张开鳞甲，装出死了的样子，引诱蚂蚁进入甲内，再闭上鳞甲，潜入水中，然后开甲让蚂蚁浮出，再吞食。为了了解陶弘景的说法是否正确，李时珍亲自上山去观察，并在樵夫、猎人的帮助下，捉到了一只穿山甲。从它的胃里剖出了一升左右的蚂蚁，证实了穿山甲动物食蚁这点，陶弘景是说对了。不过，从观察中，他发现穿山甲食蚁时是搔开蚁穴，进行舐食，而不是诱蚁入甲，下水吞食，李时珍肯定了陶弘景对的一面，纠正了其错误之处。

就这样，李时珍经过长期的实地调查，搞清了药物的许多疑难问题，于万历戊寅年（公元 1578 年）完成了《本草纲目》的编写工作。全书约有 200 万字，52 卷，载药 1892 种，新增药物 374 种，载方 10000 多个，附图 1000 多幅，成了我国药物学的空前巨著。其中纠正前人错误甚多，在动植物分类学等许多方面有突出成就，并对其他有关的学科如生物学、化学、矿物学、地质学、天文学等也做出贡献。达尔文称赞《本草纲目》是"中国古代的百科全书"。

十一、叶天士

叶天士名桂，号香岩，别号南阳先生，又号上律老人。江苏吴县人，清代杰出的医学家，为温病学派的主要代表人物之一。江苏吴县人，约生于清代康熙五年（公元 1666 年），卒于乾隆十年（公元 1745 年）。

　　叶天士生于医学世家，祖父叶时、父叶朝采都精通医术，尤其以儿科闻名。叶桂 12 岁开始从父学医，14 岁时，他父亲死了，于是抱着失去亲人的痛苦，拜他父亲的门人朱某为老师，专学医术。叶天士聪慧过人，悟超象外，一点即通。尤其虚心好学，凡听到某位医生有专长，就向他行弟子礼拜其为师，十年之内换了十七个老师，并且他能融会贯通，因此医术突飞猛进，名声大震。尚书沈德潜曾为他立传，说："以是名著朝野，即下至贩夫竖子，运至邻省外服，无不知有叶天士先生，由其实至而名归也。"（《沈归愚文集·叶香岩传》）叶氏不仅精通医术，而且治学讲求宏搜博览，学究天人，精细严谨，使医术与学术相得益彰，他认为"学问无穷，读书不可轻量也"。故虽享有盛名，但却手不释卷，广采众长。嵇璜"序"曾说："先生之名益高，从游者益众，先生固无日不读书也。"其为人"内外修备、交朋忠信……以患难相告者，倾囊助之，无所顾藉"。他为医却不喜欢以医自名，临终前对他的儿了说："医可为而不可为，必天资敏悟，又读万卷书而后可借术济世。不然，鲜有不杀人者，是以药饵为刃也。吾死，子孙慎勿轻言医。"

　　叶天士信守"三人行必有我师"的古训，不管什么人，只要比自己有本事的，他都希望拜之为师。这样，他的老师有长辈，有同行，有病人，甚至有端中的和尚。当他打听到某人善治某病，就欣然前往，学成后才离去。从十二岁到十八岁仅仅六年，他除继家学外，先后踵门求教过的名医，就有十七人。叶天士的虚心求教，"师门深广"，确实令人肃然起敬。

　　叶氏一生忙于诊事，在世没有亲笔著述。现传有《临证指南医案》十卷，后附《幼科心法》及《温热论治》各一卷，《叶天士医案存真》三卷，据载都是他的门人和后代整理记录的。其中《温热论治》是叶氏口传心授经验心得，为临床经验的结晶，是温病学说中一部非常珍贵的文献。全篇主要论述温病感受途径、传变规律、治疗大法和卫气营血辨证，作为温病诊治纲领以及舌、齿、斑疹等的辨析方法，并论妇人胎前产后、经水适来适断之际所患温病的证候和治疗。据传是他的门人顾景文随叶氏舟游洞庭湖时，将其口授之说记录而成。《临证指南医案》则是无锡华岫云收集叶氏晚年医案，加以分类编辑而成，分疾病八十九门，每门由其门人撰附论治一篇，门后附徐灵胎评议。卷一至卷八记载内科之杂证、时证案；卷九为妇科，卷十为儿科，书末附所用方剂索引。《幼科心法》相传为叶桂手定后，章楠改题为《三时伏气外感篇》，主要论述儿科诸病的辨证论治，尤其阐发了春时、夏令伏气外感和秋燥之证治。《叶天士医案存真》是叶氏曾孙叶万青，取家藏方案编成，卷一以杂病为主；卷二以温热病案为多，卷三为运用仲景方验案，另有门人周仲开抄录而成的《未刻本叶氏医案》等。另外，托名叶氏的医案和著述颇多，可考的有《景岳发挥》《叶氏医衡》《医效秘传》《本事方释义》《女科症治》等等。

叶天士在中国医学发展史上，是一位贡献非常卓越的医学家，他创立的温病卫气营血辨证论治纲领，为温病学说理论体系的形成奠定了坚实的基础。他对杂病提出的许多新见和治法方药，至今在临床上仍有重要的指导意义和实用价值。

在明清以前，论治外感热病皆宗伤寒，自吴又可出始将伤寒与温疫明确鉴别开，可惜他把温疫与广义的温病等同认识，混为一谈，因此他对温病学理论体系的建立只起先导作用。叶氏则首次阐述了温病的发生发展规律，他明确提出"温邪"是导致温病的主因，突破了传统的"伏寒化温"的认识范围，彻底摆脱了热病皆伤寒的束缚，这就从根本上划清了温病与伤寒的界限。叶氏接受吴又可邪从口鼻而入的观点，概括新感温病的受邪途径是"温邪上受，首先犯肺"，其传变规律为邪如不外解，可由肺卫顺传阳明或逆传心包，这与伤寒之邪按六经传变不同。特别是"逆传心包"理论，是对温病传变规律认识的一大创见，亦是对《伤寒论》六经传变理论的一大突破，如叶氏认为神昏谵语不单单是按《伤寒论》所说由燥屎所致，更重要的是因"邪入心包"，故立法以清营清宫为主，选"三宝"和犀角、金汁、竹叶之类。因此，其意义不仅仅在于理论上的重大突破，更重要的是为温病危重急症的治疗独辟蹊径，拯救了众多垂危病人的生命。

叶氏在对温病整体认识的基础上，创立了卫气营血辨证论治理论体系。他指出，温病的病理变化主要是卫气营血的病机变化。其各自证候表现为：邪在卫分则见发热、微恶风寒、无汗或少汗、头痛、咳嗽、口渴、脉浮数等肺卫证；邪在气分则见身热、汗自出、不恶寒、反恶热、口渴欲饮、苔黄燥、脉滑数等里热证；邪入营分则见烦躁不安、夜甚不寐、斑疹隐现、舌质红绛等热损营阴和心神被扰证；邪在血分则见身热、吐血、衄血、便血、斑疹透露、舌质深绛等热盛动血证，提出"卫之后方言气，营之后方言血"的传变顺序规律，并据此确立了"在卫汗之可也"，治宜辛凉透解；"到气才可清气"，治宜辛寒清气；"入营犹可透热转气"，治宜清营泄热，药用"犀角、玄参、羚羊角等物"；"入血就恐耗血动血，直须凉血散血"，治宜凉血活血、清热解毒，药用"生地、丹皮、阿胶、赤芍等物"的温病治疗大法。可见，叶氏的卫气营血理论，与仲景以营卫解释风寒表证病机，并作为调和营卫辛温解表的立法依据，用气血来解释部分病证的病位、病机的意义很不相同，与《内经》只提出卫气营血的概念、功能，更是理论上质的飞跃。叶氏在创立卫气营血辨证体系的同时，还丰富和完善了辨舌验齿、辨斑疹白䏤的温病诊断方法，补充了东垣脾胃论详于脾而略于胃的不足。他对内科、外科、妇科、儿科、五官、护理等方面的创见也颇多，贡献很大。他还十分善于运用古方，如程门雪说"天士用方，遍采诸家之长，不偏不倚，而于仲师圣法，用之尤熟"。他的许多治法药剂，经吴鞠通整理，成为广传后世的效验名方。

　　叶氏生平虽无亲笔著述，但其临证医案，辞简理明，"无一字虚伪，乃能徵信于后人。"在医学教育方面，叶氏培育了不少能济世活人的名医，他的诸多反映其独到经验和深邃医理的名言，对后学仍有很大的启迪意义。叶氏以其"立德、立功、立言"的为医最高境界，而深受广大医家景仰，他的学说在二百多年的不断发展中，形成一个重要而有特色的医学流派——"叶派"，在近代医学史上闪烁着灿烂的光彩。百余年间，私淑叶氏者很多，最著名的有吴塘、章楠、王士雄等。叶天士的儿子叶奕章、叶龙章都善医，但被父亲的名声所掩盖。他的孙子叶堂、叶坚，曾孙叶万青等3人则转习儒业。叶氏的学术不能很好地传给自己的子孙后代，但却广泛地流传在人间。当然，叶氏同历史上所有的伟大医学家一样，难免有其不足。如叶氏所题"踏雪斋"与薛生白题"扫叶庄"的门匾相诋，则难避同行相嫉、门户之争之嫌。叶氏虽学验巨丰，但受他"不欲以医传世"的思想影响，生平除部分医案和简短的口述温病学说外，无亲笔著作，致使其许多的学术思想精华和临床经验失传，而有些传世的学术论点又零散地残存在有限的医案中，缺少完整性的理论论述，另有些学术论点又存在前后矛盾之处等。但是小疵不掩其大醇，叶氏作为一位中国医学发展史上的伟大温病学家，作为精通内科、儿科及妇科、外科、五官科的医学大师，以其卓越的医学思想、高超的医技和丰富的临床经验而流芳百世。

十二、吴谦

吴谦字文吉，清朝安徽歙县人（公元 1689—1748 年），《医宗金鉴》总修官。《医宗金鉴》是清代御制钦定的一部综合性医书，全书 90 卷，是我国综合性中医医书中比较完善而又简要的一种。吴谦是清雍正、乾隆年间的名医，曾任太医院右院判。作为御医，吴谦经常随侍于皇帝身边。

清初，天花流行，危及宫廷，特别是顺治皇帝死于天花，宫廷十分紧张。康熙亦曾感染天花，幸得隔离治疗保全了性命，也正因为康熙曾因天花获得免疫而得继承帝位。因此，他在位时十分重视痘疹一科与种痘术之推广。乾隆即位后，发扬康雍两朝重视医学之余风，接受太医院。乾隆四年（公元 1739 年），乾隆帝诏令编纂医书，命吴谦、刘裕铎为总修官。作为总修官，吴谦为《医宗金鉴》的成书做出了重要贡献。吴谦认为，医经典籍以及历代各家医书，存在着"词奥难明、传写错误，或博而不精，或杂而不一"等问题，应予以"改正注释，分别诸家是非"。乾隆五年（公元 1740 年）早春二月，乾隆帝患了感冒，吴谦、陈止敬等御医"敬谨调理，甚属勤劳，……且奏效甚速"，使乾隆帝很快就痊愈了，吴谦等因而受到了嘉奖。在为宫廷服务期间，吴谦多次受到这样的恩赏。

吴氏崇尚仲景学说，在撰著《医宗金鉴》时，他参考引用清乾隆以前研究《伤寒论》《金匮要略》的 20 余位医家的著述，并对原文逐条加以注释，汇集诸注家之阐发，撰成《订正仲景全书·伤寒论注》17 卷、《订正仲景全书·金匮要略注》8 卷，列为《医宗金鉴》全书之首。《医宗金鉴》是清乾隆帝敕命编纂的大型综合性医学丛书。清朝前期，社会经济发展，国力鼎盛，宫廷医学也达到顶峰阶段。乾隆皇帝务求标榜文治，于乾隆四年（公元 1739 年）下谕太医院编纂医书："尔等衙门该修医书，以正医学。"由大学士鄂尔泰和亲王弘昼督办，任命御医吴谦、刘裕铎担任总修官（相当于主编），陈止敬担任该书的经理提调官。吴谦奉旨后，下令征集全国的各种新旧医书，并挑选了精通医学兼通文理的 70 多位官员共同编修。为保证医书的质量，编撰中，不仅选用了宫内所藏医书，还结合征集的天下新旧医籍、家藏秘籍和世传良方。

历时三年的时间，终于编辑完成。共 90 卷，15 个分册，即伤寒 17 卷、金匮 8 卷，名医方论 8 卷，四诊 1 卷，运气 1 卷，伤寒心法 3 卷，杂病心法 5 卷，妇科心法 6 卷，幼科心法 6 卷，痘疹心法 4 卷，种痘心法 1 卷，外科心法 16 卷，眼科心法 2 卷，针灸心法 8 卷，正骨心法 4 卷。该书特点：图、说、方、论俱备，歌诀助诵，细读之有着十分明显的时代性，适应 18 世纪的中国疾病谱。例如：公元 17–18 世纪，康熙、乾隆由于天花危害甚大，这对太医院压力更大，因此，太医院在分科设置上也有明显的反映，如将痘疹作为一科从幼科中分立出来，在《医宗金鉴》中也单独成册，特别还将《种痘心法》作为一卷与幼科心法并列，可见对天花一病的专门研究与防治得到了高度重视，促成幼科被分解为三科。由于接种人痘的推广与普及，天花之危害明显降低，太医院又将痘疹一科合并回幼科。另外，还有对正骨一科的整理提高也十分明显，通过《医宗金鉴》的编纂，使中国历代相传的正骨理论与技术更加系统，更将宫廷上驷院绰班（正骨）处的丰富经验融为一体，使太医院正骨科与上驷院绰班处合并一处，理论与技术均得到提高。

1742 年纂修完成，乾隆帝赐名为《医宗金鉴》，并御赐编纂者每人一部书、一具小型针灸铜人作为奖品。自 1749 年起，清太医院将《医宗金鉴》定为医学生教科书，这部书还广泛流传于民间，深受读者的欢迎，逐步成为全国医学教与学的必读书、准绳。《医宗金鉴》虽然并非吴谦以一人之力著作而成，但是《医宗金鉴》成功修纂的功劳离不开吴谦，就是因为吴谦以著改正注释，分别诸家是非的态度才能够将《医宗金鉴》准确完整地修著出来。

作者根据资料整理

后　记

　　医学，是救死扶伤的伟大事业，那红十字的救恩标志，从医者当铭刻在心，其治病救人的职责天分，从医者当铭记在心。

　　博大精深的中医是伟大的医学！ 20 世纪 50 年代初，本人的老父亲因脑后患"长风古"（对口疮，在颈的后部跟口相对的疮）病，大医院救治无效。正当生命危亡之际，母亲听人介绍，前往西门请一位民间老中医到家中出诊，没有想到的是，那位老中医在出诊时，竟认出老父亲是他的恩人之子，于是给予免费施治，结果仅服用数剂中药就康复了。此事例足见中医之伟大，凡有良知者，无不敬重和关爱流传千古的中医。

　　技术先进的西医更是伟大的医学！ 2007 年是本人 57 岁时经历重病的一年，当年如果没有西医的救治，生命可能就结束了。记得那年的下半年，我在临床中为病人诊治时，自己经常头晕，严重时一天会出现十多次，在应答美国归来咨询的医生时，竟晕得必须躺卧。由于那几年自己经常熬夜著述，以为是疲劳过度。卫生系统的好友得知后，硬带我去做脑 CT 检查，结果发现是大脑中的大肿瘤所致。医院的专家经过会诊，专程为我与北京天坛医院的大专家做了联系，让我立即到北京做手术。结果，天坛医院的两位西医专家经过十几个小时的辛苦手术，终于成功地救治了我。

　　上述事实，足见中医和西医都是伟大的医学，但在社会现实中，由于不同患者的生活经历不同，对中医和西医的看法也不同，所以有的患者会提出否定中医的意见，有的患者会发出抨击西医的言论。此时，我们从医者必须明白：否定者所否定的并不是中医和西医，他们否定的其实只是医技、医德欠佳的个别医生而已。事实上，西医和中医都是以红十字为标志的伟大医学！

2016 年 4 月于西门